シシリー・ソンダースとホスピスのこころ

小森康永

春陽堂書店

シシリー・ソンダースとホスピスのこころ

小森康永

春陽堂書店

まえがきにかえて

本書『シシリー・ソンダースとホスピスのこころ』は『柏木哲夫とホスピスのこころ』と同時に、いわばツインで生まれた。この2冊の本のもとになったのは、ＮＰＯ法人「ホスピスのこころ研究所」主催のシリーズ講演会「ホスピス緩和ケアの原点―ホスピスのこころ―を極める　柏木哲夫とシシリー・ソンダース」(全6回)である。

ＮＰＯ法人「ホスピスのこころ研究所」は、２０１８年5月31日に設立された。当ＮＰＯが誕生した経緯について書きたいと思う。

１９６７年にシシリー・ソンダースによってセント・クリストファー・ホスピスが誕生し、ホスピスは世界中に広がった。それは、近代医療の発展により延命医療が進み、人の終末期が非人間的で尊厳が損なわれるものになったことの反省がなされ、その人らしい終末期を取り戻すための、いわば社会運動の様相を呈していた。その根底にあったのが「ホスピスのこころ」である。それはホスピスの原点あるいは本質と言ってもよいであろう。

私は２００１年に札幌南青洲病院（現・札幌南徳洲会病院）の院長に就任したときに、同院の理念として「ホスピスのこころを大切にする病院」を掲げた。それは「ホスピスのこころ」は医療の原点であると考えたからである。

私は「ホスピスのこころとは弱さに仕えるこころである」と定義した。その意味するところは、患者も医療者もいずれ死にゆく弱さを持った存在として平等、対等であるという思想である。

近代ホスピスは「緩和ケア」という形で、世界中に広がった。それは我が国においても同様である。我が国におけるホスピスケアは１９７３年、大阪の淀川キリスト教病院において柏木哲夫先生によってチームケアとしてスタートした。そして１９８１年、浜松市の聖隷《せいれい》三方原《みかたはら》病院に我が国最初のホスピスが誕生し、現在では日本全国に４００か所以上の緩和ケア病棟が存在するまでになったのである。

柏木哲夫先生は、１９９６年に札幌で開催された第１回日本緩和医療学会の基調講演において、「真理は楕円であり、二つの中心がある。緩和医療の発展において大切なのは、二つの中心（Science とArt）のバランスである」と言われた。それから25年が経過し、緩和ケアにおいても科学的根拠（evidence）が重要視されるようになり、Art（こころ）といった客観的根拠を示すことが難しいことが敬遠される傾向が強くなってきたと思われる。

私はそのことに強い危機感を感じ、それが当ＮＰＯ法人を設立する動機づけとなった。当ＮＰＯ法人設立に関しては柏木哲夫先生も強く賛同してくださり、顧問に就任してくださった。

今回のシリーズ講演会は当ＮＰＯの重要な企画として検討された。最初に我が国ホスピスの生みの親であり育ての親でもある柏木先生に、ホスピス緩和ケアの本質・原点である「ホスピスのこころ」を表す三つのキーワードを挙げていただいた。それが「寄りそうこと」「人間力」そして「ことば」である。

そして、それぞれについて、柏木先生にご講演をお願いした。私はこの企画を少し膨らませて、「ホスピスのこころ」を世界のホスピスの母であるシシリー・ソンダースの視点からも考える機会にしたいと考えた。そして２０１７年にシシリー・ソンダースの論文集を2冊翻訳された愛知県がんセンター病院

精神腫瘍科部長の小森康永先生を訪ね、相談した。すると先生は、
「それでは、柏木先生の講演のあとで僕が、ソンダースなら同じテーマで何を話すか、お話ししましょうか」
と言われたのである。ちょっと狐につままれたような気分だったが、結果として、お二人が3回ずつ、計6回の講演会が開催できた。小森先生の最初の講演の際、「私が冗談で言ったことが実現しました」と言われたのには面食らったが、とにかくこの企画は、小森先生の洒落たセンスによって具体化したと言っても過言ではない。

最初に決まっていたのは三つのキーワードだけで、小森先生は柏木先生のなさった講演の録音をお聞きになって、それぞれのテーマに沿ってシシリー・ソンダースの生涯にわたって書かれた２００以上の文献の中から彼女の思想をまとめ、語られた。

小森先生は、小児科から精神科に転科されたせいか、その関心領域は広い。「ナラティヴ・セラピー」「ディグニティ・セラピー」「グラフィック・メディスン」などの領域であるが、緩和ケアは必ずしもその中心にはないようである。

小森先生がシシリー・ソンダースに関心を持つようになった経緯が『シシリー・ソンダース初期論文集』の「編訳者まえがき」にあるので少し引用する。

> 現在、日本の緩和医療関係者にとって、シシリー・ソンダースはどんな人物として記憶されているのだろう？　まずは「近代ホスピスの生みの親」であろうか。ロンドンで聖クリストファー・ホスピスを開設したのだから。次は「トータルペイン」の提唱者としてであろう。しかし、トータルペインはおおよそ、「全人的苦痛」として（ソンダースが描かなかった）図を、誰しもが思い浮かべる程度である。彼女の論文がほとんど訳されていないために、初出論文を知る人もわずかで、当然、多くの方が未読ということになる。緩和ケアの中核概念であるトータルペインがそのような状態なのは、緩和ケアへの歴史的関心が希薄なためだけなのか。

私たちホスピス緩和ケアに長らく携わってきた者にとっては、大変耳の痛い発言である。私たちにとって、シシリー・ソンダースはいつの間にか神格化され、「近代ホスピスの生みの親」としてその発言は金科玉条のようになってしまい、彼女のことばのもとになる文献に当たるという、基本的なことを怠ってきたのである。そのことを小森先生に厳しく指摘されたことになる。大いに反省しなければならない。

本書では、小森先生の広汎な知識の上に、シシリー・ソンダースの思想が語られているが、改めて気づくのは、シシリー・ソンダースのことばの深さである。やはり、彼女のことばを学ぶことにより「ホスピスのこころ」の神髄に触れる思いがする。

本書は、ホスピス緩和ケアに携わる医療介護関係者ばかりでなく、一般市民のみなさんにとっても、人間の生と死の本質を学ぶよすがになると確信するものであり、多くのみなさまに是非読んでいただきたいと思う。

最後になるが、シリーズ講演会を書籍化することを企画し、実現してくださった永安浩美さんはじめ、春陽堂書店のみなさまに心から感謝申し上げたい。

NPO法人 ホスピスのこころ研究所 理事長
医療法人徳洲会 札幌南徳洲会病院 総長
前野 宏

シシリー・ソンダースとホスピスのこころ　もくじ

第一章

シシリー・ソンダースの「寄りそう」

1

四人のシシリー・ソンダース

ホスピス・緩和ケアのシンボルとしてのソンダース

ソンダースは「近代ホスピスの母」と呼ばれているイギリスの医師ですが、看護師やソーシャルワーカーとしても働いた経験がある、敬虔なキリスト教徒です。彼女がそう呼ばれるのは、１９６７年に、ロンドンにセント・クリストファー・ホスピスを開設したからです。それまでにもホスピスはありましたが、疼痛コントロールについての医学研究をその土台に据えたことで、世界初の近代ホスピスと見なされています。

その次に有名なエピソードは、彼女がソーシャルワーカーをしていた１９４７年に、デイヴィッド・タスマという患者と恋に落ち、そこでの二人の約束が「セント・クリストファー設立」であったということです。

タスマはワルシャワ出身の強制収容所の生き残りで、彼の「僕が唯一欲しいのは、君のあたまとこころの中にあるものだ」ということばは、その後の彼女の仕事の指針となっていますし、二人は、人々が人生を終えるための、もっと家のような場所を創造することの可能性について語り合ったからです。

１９４８年２月25日、デイヴィッド・タスマは死に際し、シシリー・ソンダースに５００ポンドの贈り物と励ましのことばを残しました。

「僕が君のホームの窓になるから……」

彼女はホスピス・緩和ケアという学問領域の中核概念である「トータルペイン」を提唱しました。１９６４年です。彼女の論文集は、彼女の死の直後２００６年に刊行されました。

不適応児としてのソンダース

シシリー・メリー・ストロード・ソンダース Cicely Mary Strode Saundersは、１９１８年６月22日に、三人きょうだいの第一子（ひとり娘）として、ロンドン北部で生まれました。

次頁（写真1）が婚約当時の両親ですが、どう思いますか？　美しすぎますね、しかもなぜこんなに似ているのでしょう。この二人を両親に持つことが、どんな経験だったのか。

父親は2歳で写真館経営の実父を亡くして危機を迎えますが、敏腕不動産業者として成功します。母親は、その祖先を17世紀のサーにまで辿れる名門の出ですが、父親の時代には没落しています。二人は彼女の実母によって結びつきます。

結婚生活は、物質的に恵まれた中産階級のものでした。具体的に言うと、3棟の家と大きな庭、牛のいる牧場、3面のテニスコート、温室付きの庭園、家の上層部では部屋から部屋へと父親のプラモデル電車が走り回り、コック、台所用メイド、召使い、ハウスメイドがいて、父親のロールスロイスと母親モーリスのための運転手もいました。

しかし、母親は徐々に人格的にかなり荒廃し、シシリーらの幼少期は幸せとは言い難いものでした。彼女自身も「幼少期や学校での評判の悪さのせいで得た拒絶感と挫折感は、看護における幸福と成功によっても、その一部しか癒されなかった」(Saunders, 1989) と書いています。その先に看護におけるキリスト教的真実の探求があり、タスマを介したホスピスの夢がもたらされたわけですから、いわゆる「レジリエンス」(＊) と言えるでしょう。

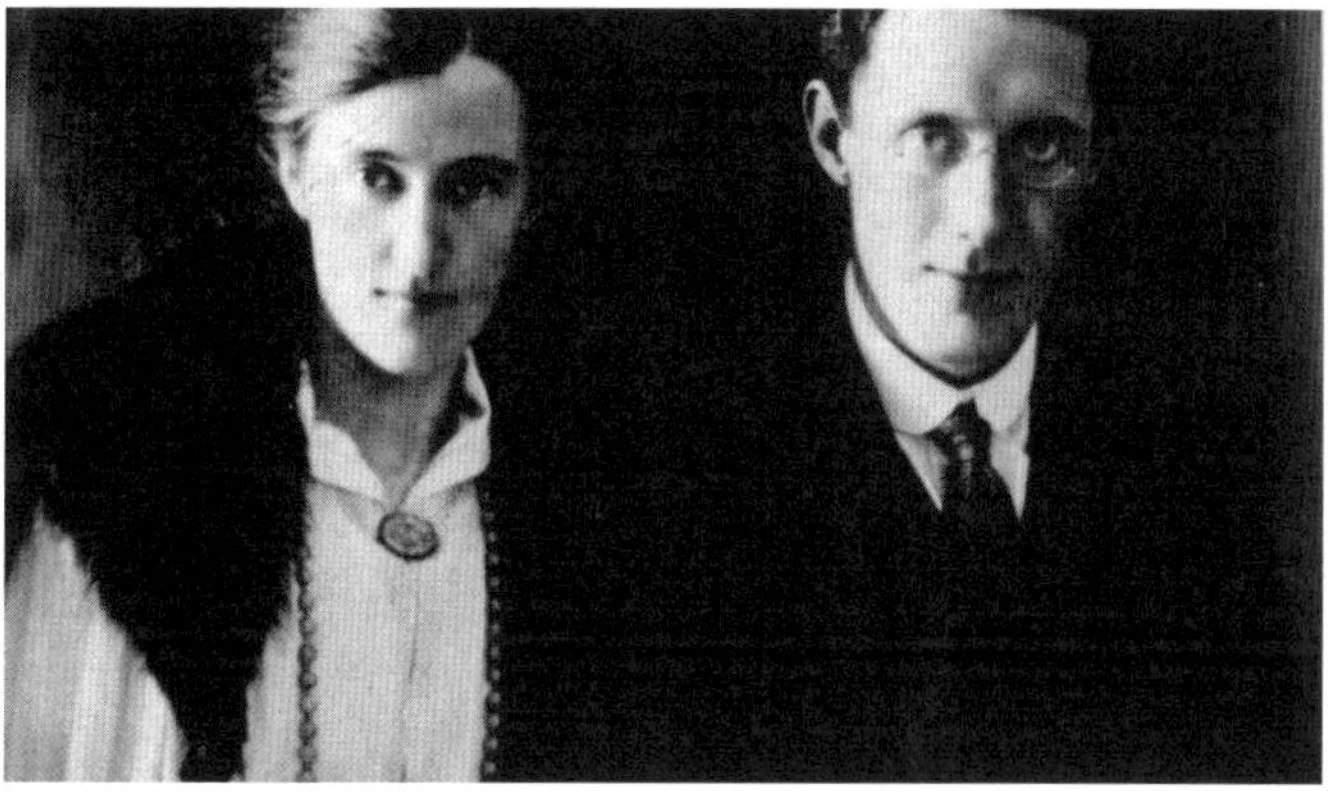

写真１｜ソンダースの両親

18ページ ＊……逆境や困難に押しつぶされることなく、
外的環境に順応していく抵抗力

上に立つ者としてのソンダース

こんな言い方をするとソンダース信奉者からは批判されるかもしれませんが、リーダーという役割の中で、彼女は安定するように思えます。

例えば、学生生活になんとか適応するのは、寮長になってからですし、よく知られた恋愛の三人の対象者はみな、ポーランド人です。タスマとアントーニ・ミチュニヴィッチは患者でしたし、さらに何年もともに静かに生きてきたあと、１９８０年に結婚したマリアン・ブフーズ－ジスコ（Marian Bohusz-Sysko）は、妻子ある亡命画家でした。もちろん、セント・クリストファーを組織するためにどれほどのリーダーシップが必要とされたかは、私などには想像もつきません。ただ、それは彼女にとって苦労ではなく、滋養であったのだと思えます。

そもそも彼女に医師になるようすすめたのは、当時の上司であった、バレット食道で有名な外科医のバレットでしたが、彼は彼女にこんなふうに言ったのです。

「大学に戻って、医学を勉強しなさい。死にゆく人を見捨てているのは医者だ。痛みについては学ぶべきことが山ほどある。もしも君がうまく疼痛緩和ができなければ欲求不満になるだけだよ、それに誰も君のことばに耳を貸さない」

これについてソンダース自身は後年、こう記しています。

> **彼には先見の明があった。なぜなら痛みの研究は当時黎明期にあり、真の科学とはまったく見なされていなかったからである。**
>
> (Saunders, 1989)

先見の明はそこよりも、ソンダースについての人物理解にあると思えますが。

もう一人、医学生時代の親友、トム・ウェストとのことも、この文脈で考えられるでしょう。いつも二人で勉強し、卒業時には彼の父親の看取りまで行って、その体験（これは伝記の中でもかなり印象的です）は彼女の仕事の一つの礎石にさえなっているのに、二人は結ばれません。彼は卒業と同時にアフリカへ宣教に出て、帰国後はセント・クリストファーで働くほどの深い結びつきがあったにもかかわらずです。書簡集に1本も手紙が収録されていないのも謎でしょう。彼がポーランド人であったら、どうなっていたのでしょう。

祈る人としてのソンダース

以上、どちらかといえばネガティヴな生活歴をお話ししましたが、それは、彼女のかかえた痛みについて、理解しておいてほしかったからです。幼少期から家庭不和を味わい、同級生ともそりが合わずに孤独をかかえ、オックスフォード時代以後、４回の宗教体験があります。ようやく見つけた看護の仕事は、腰痛のためにわずか４年で脱落し、ソーシャルワーカー時代にも、著名な外科医の上司に疼痛治療について教えを垂れるほどの欲求不満をもっていました。しかも、とどめを刺すかのように、晩年の骨がんの疼痛コントロールに際し、自身はオピオイドが使えない体質であることが判明します。

人間援助における新しい治療概念を考案する人は、自身が同じ問題をかかえているがゆえに、それが可能であったという事実が散見されます。私はそれを「身を切る治療者」（小森、２０１５）と呼んでいますが、ソンダースもその一人でしょう。今日の話の中には、「トータルペイン」も出てきますので、ご紹介に及んだ次第です。

2 寄りそう

柏木先生のテーマは「寄りそうということ」「人間力」、そして「ことば」とすでに発表されていたので、私はそれぞれに以下のようなものが対応するのだろうと連想していました。「援助者と患者との関係性、援助者のスタンス」「スキル（主に心理社会的）」、そして「ツール（コミュニケーション）」。

柏木先生の講演は、その直後に、音声データで私のところに送られてくることになっていました。まず、そこで印象に残ったのは、以下のことです。

ホスピス・緩和ケアの原点は、当初、「その人がその人らしい人生をまっとうするのを〝支える〟」ということではないかと考えました……１０００人ほどを看取った頃に自分の仕事を振り返った際、どうも私がしてきたことは「支える」よりも「寄りそう」だと思い始めました。

基本的態度は、がんの病期によって変わります。治療期は「励ます」、再発・進行がんは「支える」、そして末期がんでは「寄りそう」のです。

「寄りそう」をソンダースがどう語るかを想像するには、もちろん、まずそれが英語ではどう言うのかを知らなければなりません。和英辞典には「sit close to him / her」とありますが、これはソンダースのキーワードの中にはありません。となると「not doing, but being」ということばでしょうか。柏木先生がソンダースから口づてに受けたアドバイスとされています。そして、「生命倫理——特に意思表明をできない人にどう向き合うか——」と題する講演では、以下のように語られています。

> ホスピスの母と呼ばれるシシリー・ソンダース博士は、ホスピスケアの原点は「Not doing, but being」だと言っている。何かをすることではなくて、患者とともにいることだということである。Yさんとの出会いは、その後の私自身のホスピスでの仕事の原点になっている。

ここで語られているYさんとは、第1回講演でも紹介された緘黙症の女性です。そこで「not doing, but being」がソンダースの論文ではどう記されているのか、探してみました。ところが、見つかりませんでした。ただし「Saunders, C. (1970): Training for the Practice of Clinical Gerontology: The Role of Social Medicine」の中に“doing”と“being”が併記された文章を見つけました。

死にゆく人のケアに目を向けるときには、ケアの良否を見極める新たな基準を見出さねばならない。学生には、医療や看護が達成したことよりも、体が弱って行く中で患者自身が成し遂げていることにより多く目を向けることができるよう援助する必要がある。それは、患者のしていることよりも、患者自身の人としてのたたずまいの中にある部分が多く、言い換えれば、〈すること〉よりも〈あること〉のほうに多いといえる。これは、私たちが普段強調する類の達成ではないが、もし医師にこのことが見えないと、患者を、少なくとも知らないうちに、〈失敗〉とみなすことになりかねない。

When we turn to the care of the dying I believe that we have first to discover a new criterion of success. We have to help our students to look less at the achievements of medicine and nursing and much more at what the patient himself is accomplishing in the face of his physical deterioration. This will be much more within himself as a person than in his activities and will be in ‘being’ rather than in ‘doing’ They are not the sort of achievements we normally emphasize but if the doctor fails to see this, he may think of these patients, at least subconsciously, as ‘failures’.

お読みになればすぐおわかりのように、これは柏木先生が紹介されている推奨されるべき援助者のスタンスについて記したものではありません。患者の価値について語ったものです。よって、これは無関係である、とするのも一つの見識でしょう。しかし、私はそうは思いません。これは、ソンダースが患者も医療者も等しく、その価値を「not doing, but being」で評価しているということだと思うのです。その線で探してみると、１９８８年の「Hospice - A Meeting Place for Religion and Science」と題する論考がありました。

ホスピスは、成長の場であり、スタッフの多くが自分自身の継続的な発見の旅に取り組むこと

で、ある雰囲気が生まれ、その中で他者は、自分自身の探求が、より容易なものであることを発見する。その段階で進歩するにはあまりに病んでいるとか疲れ果てていると思われる人たちでも、しばしば、「すること」よりも「あること」からなる真実の達成を人生のこの時期に成し遂げる。周囲の人々はそれを目撃する。

結局、私たちは、福音の伝道に関心があるわけではなく、人々が自分たちと同じように考えることを願っているわけでもない。私たちは似ていない者同士なのだ。異なる信仰、異なる宗派の出であり、人によっては、そのような取り組みと無縁な人さえいるのだから。私たちに共通しているのは、個人ひとりひとりに対する関心だけである。……もしも私たちが安定した環境を提供できるならば、人々は往々にして自分なりの道を切り開くのを見てきた。これは、「わたしと共に目を覚ましていなさい」を実践するスタッフにとって贅沢なものであった。スタッフも自分の問いや痛みをかかえているのである。

またしても、患者と医療者が同じ目線で論じられています。死に近づくときの患者の展開に医療者として学ぶことは大きいのだという主張です。

ここにおいでの方の多くはご存じかもしれませんが、この「私と共に目を覚ましていなさい」ということばは、「マタイによる福音書」にある「ゲッセマネで祈る」の中にあるイエスのことばです。一応、確認しておきましょう。

新約聖書「マタイによる福音書」より「ゲッセマネで祈る」（26.36-46）

それから、イエスは弟子たちと一緒にゲッセマネという所に来て、「わたしが向こうへ行って祈っている間、ここに座っていなさい」と言われた。ペトロおよびゼベダイの子二人を伴われたが、そのとき、悲しみもだえ始められた。そして、彼らに言われた。「わたしは死ぬばかりに悲しい。ここを離れず、わたしとともに目を覚ましていなさい」。少し進んで行って、うつ伏せになり、祈って言われた。「父よ、できることならこの杯をわたしから過ぎ去らせてください。しかし、わたしの願いどおりではなく、御心のままに」。それから、弟子たちのところへ戻ってごらんになると、彼らは眠っていたので、ペトロに言われた。

「あなたがたはこのように、わずか一時もわたしとともに目を覚ましていられなかったのか。誘惑に陥らぬよう、目を覚まして祈っていなさい。心は燃えても、肉体は弱い」

さらに、二度目に向こうへ行って祈られた。
「父よ、わたしが飲まないかぎりこの杯が過ぎ去らないのでしたら、あなたの御心が行われますように」。再び戻ってごらんになると、弟子たちは眠っていた。ひどく眠かったのである。そこで、彼らを離れ、また向こうへ行って、三度目も同じことばで祈られた。それから、弟子たちのところに戻って来て言われた。
「あなたがたはまだ眠っている。休んでいる。時が近づいた。人の子は罪人たちの手に引き渡される。立て、行こう。見よ、わたしを裏切る者が来た」（新共同訳〈新〉53〜54頁）

ここで、柏木先生の話と新約聖書からのイメージを対比すると。次のようになるでしょう。

柏木先生の場合、援助者は横から参加するイメージで（その効果は感じづらいかもしれないが）進むことを目指し、聴覚的・身体的要素が強調されていて、感謝と安らぎがその結果となるようです。

これに対し、新約聖書では、イエスは死にゆく人、弟子たちが医療者に相当するわけですが、そう読むと、援助者（弟子）は死にゆく人（イエス）から少し離れていながらも、共に（つまり、空間よりも時間的に同時に）、誘惑に陥らぬように、（「見よ」とあるように）視覚が強調されていて、「心は燃えても、肉体は弱い」という弟子の自覚を求めています。これはつまり、患者の存在を認証せよということでしょう。

3 私と共に目を覚ましていなさい

では、「私と共に目を覚ましていなさい」と題された1965年の論考を検討してみましょう（補遺1を参照）。

これは、推奨される援助者のスタンスについていちばん簡潔にまとめたものだと思います。つまり、ソンダースにとっての「寄りそう」なのだと思います。私の論文集の副題にも「死にゆく人に寄りそうこと」とありますが、これは編集者がつけてくれたものであって、私の考案ではありません。奇遇です。

この論考は、以下の9節で構成されています。

1セント・クリストファーの理想と目的、2「技術だけでなく思いやりも」、3「死にたくない」、4そこにいること、5人類すべてのコミュニティ、6古い真実を再解釈する、7象徴と宗教的儀式を通して、8「私の鞄は用意できた……」、9……沈黙する

こと、聴くこと、そこにいること

2は温かさと友情、4は何もできなくてもそこに留まる準備、そして7がことばにならないことの重要性を尊重している点で、柏木先生の「寄りそう」と合致すると思います。中でも、4のそこにいることは、まさに寄りそうに近いものなので、ここで引用しておきましょう。

「私と共に目を覚ましていなさい」とは、技術学習のすべて、つまり精神的苦悩と孤独を理解し、学んだことを皆に伝えていく試み以上のものである。それは、理解され得ない多くのことでもある。このことばは、最初に語られたとき、「起きていることを理解すること」ではなかった。一方、それは「説明」ないし「痛みの軽減」というほどのことでもなかった。たとえ私たちがいくら苦痛を軽減しようとも、患者が出来事に新しい意味を見出せるよういくら援助しようとも、私たちには、立ち止まらざるを得ず、実は無力なのだということを知る場所が必ずあるものだ。実際、もしもその時点で、その事態を忘れて、見過ごすなら、とてもまずいことになる。もしも私たちがそれを覆い隠し、否認し、そして自分たちがいつも成功するのだと自らを欺いたなら、まずいのである。たとえ自分たちには絶対的に何もできないのだと感じたときでさえ、私たちはそこに留まる準備ができていなければならない。

「私と共に目を覚ましていなさい」は結局、ただ「そこにいること」である。思い出すのは「あの人たちは私をがっかりさせるようなことはなかった。ずっと来てくれるのです」と、人々が自分を本当に助けてくれたと語った患者である。彼女が「主は人々を私に届けてくださるのです」と言って、自分が神といかにして出会ったかを語ったことも記憶によみがえった。私が確信しているのは、聖クリストファーは、人々があなたがたをがっかりさせない場所であり、誠実さからくる安心と安全の感覚を提供できる場所になることを学ばなければならないということだ。

私たちが一つの現実的コミュニティになるべきだという要求は、上記のニード（編集部注：要求、希望）から特別に生まれてくるのだと思う。私たちは、お互いに信頼し合えるグループにならなければならないし、聖クリストファーは、人々がありのままに受け入れられて安全の中でリラックスできる良い家庭にみられる歓迎とホスピタリティを提供できる家庭のようなホームにならなければならない。

> また、個人ひとりひとりの貢献が重要であり、それがなされるときに誰が重要で誰はそうではないといったヒエラルキーがないことを誰もが知っているような場所でなければならない。患者ひとりひとりの多面的な問題が多職種のチームによって対処されるとき、その患者にとって何が一番重要で誰が最も大切かなどということがわかる者がいるであろうか？　それは、そのような場所では育まれるべき思いやりという当然の事柄なのであって、このような追い詰められた職人は、自分自身の責任によって圧倒されてはならない。
>
> (Saunders, 1965)

では、ソンダースは何を伝えようとしているかというと、1痛みに対する身体的なアプローチの重要性、3患者に起きていることやしていることの中に目的を見つけること、5全キリスト教派であり、無宗派であること、6死後の復活の再解釈の必要性、8祈り、9仕事をするのは治療コミュニティであることでしょう。

トータルペインの次元に沿って考えるなら、1は身体的、3は心理的、5・6・8はスピリチュアルで、9が社会的な主張となるでしょう。

ところで、グッドヘッドとハートレー編『みんなのスピリチュアリティ：シシリー・

ソンダース、トータルペインの現在』という本があります。これは、セント・クリストファー開設50周年を記念してつくられた本で、現在の英国におけるスピリチュアルケア、つまりトータルペインにもとづく緩和ケア実践の最もわかりにくいところの実際が、実によく描かれています。ここでは、10の多職種が、以下の問いに答える形で執筆されています。

1 スピリチュアリティについて個人的理解を述べよ。
2 シシリー・ソンダースの「トータルペイン」モデルについての自身の見方を述べよ。
3 スピリチュアリティへの自らのアプローチを定義する洞察を症例報告において提示せよ。
4 スピリチュアルケアを構成するものについて自らの見方を提示せよ。

そこで注目してほしいのは、編者であり音楽療法士であるハートレーが、以下のように「序」で語っていることです。

それゆえ、本書の著者たちが私たちに要求しているものは、彼らのそばその慎み深さと差異をそのままに寄りそう能力である。そうする中で、著者たちは一様に、確定性やドグマのない霊的生活とスピリチュアリティに関する新しく存分な理解を創造する。そうなれば、乱雑さと無秩序に満ちていても、無限の希望、意味、潜在力、および可能性が提供されるであろう。

（邦訳、11頁）

Therefore, what the authors of this book are demanding from us, is an ability to be able to stand alongside them in their modesty and difference. In doing so, the authors collectively create a new and fuller understanding of the spiritual life and spirituality where surety and dogma are absent, and which, as well as being filled with untidiness and disorder, will offer infinite hope, meaning, potential and possibility.

(p.18)

これはまさしく、柏木先生の発言と響き合うものであり、「寄りそう」ということばで、英国と日本に共通する現代のスピリチュアリティのコツが示されたものと考えられます。

4 全人医療 vs. トータルペイン

では、もう一つ印象的だった柏木先生のコメントについて、考えましょう。

全人医療には、「差し出すことができる技術力」「支えることができる技術力と人間力」「寄りそうことができる人間力」が必要と言われます。……「魂の痛み」の問題になると、それは医学の範疇を超えてしまいます。「魂の痛み」を背負うのは「宗教的な力」しかなく、スピリチュアルなアプローチが必要となります……バチが当たるところは、魂です。

「バチが当たるところは、魂です」とは、河合隼雄的ユーモアかと思いましたが、「バチ」とは「神仏が下す、悪事を懲らしめるための報い」ですので、神仏を想定する「魂」に当たるのは、もっともなこととなります。つまり、「バチが当たる」と言う人はスピリチュアルな人ということになります。

柏木先生の言われる「全人医療」からはまさに「トータルペイン」を連想します。差し出す技術力は身体的次元に、支える技術力＋人間力は身体的および心理社会的次元に、寄りそう人間力は心理社会的およびスピリチュアルの次元に、そして背負う宗教力はスピリチュアルに相当するでしょう。

一方、がん患者の苦痛を理解するために、シシリー・ソンダースが提唱したのが、「トータルペイン」という概念です。１９７８年の決定稿を手にすれば、それが「図」ではなく、「詩」であることは明白です（図２）。一方、ソンダースがトータルペインの図として唯一認めたものが、患者さんの描いた絵です（図３）。四つの要素に分けられないことは一目瞭然かと思いますが、どうでしょう。

初出としては、１９６４年２月に出た“Nursing Mirror”という新聞にはトータルペインということばはありませんが、そのものの内容が描かれています（図４）。

私がある患者に痛みについて訊ねたとき、だいたい以下のような答えをくれた。その答えの中

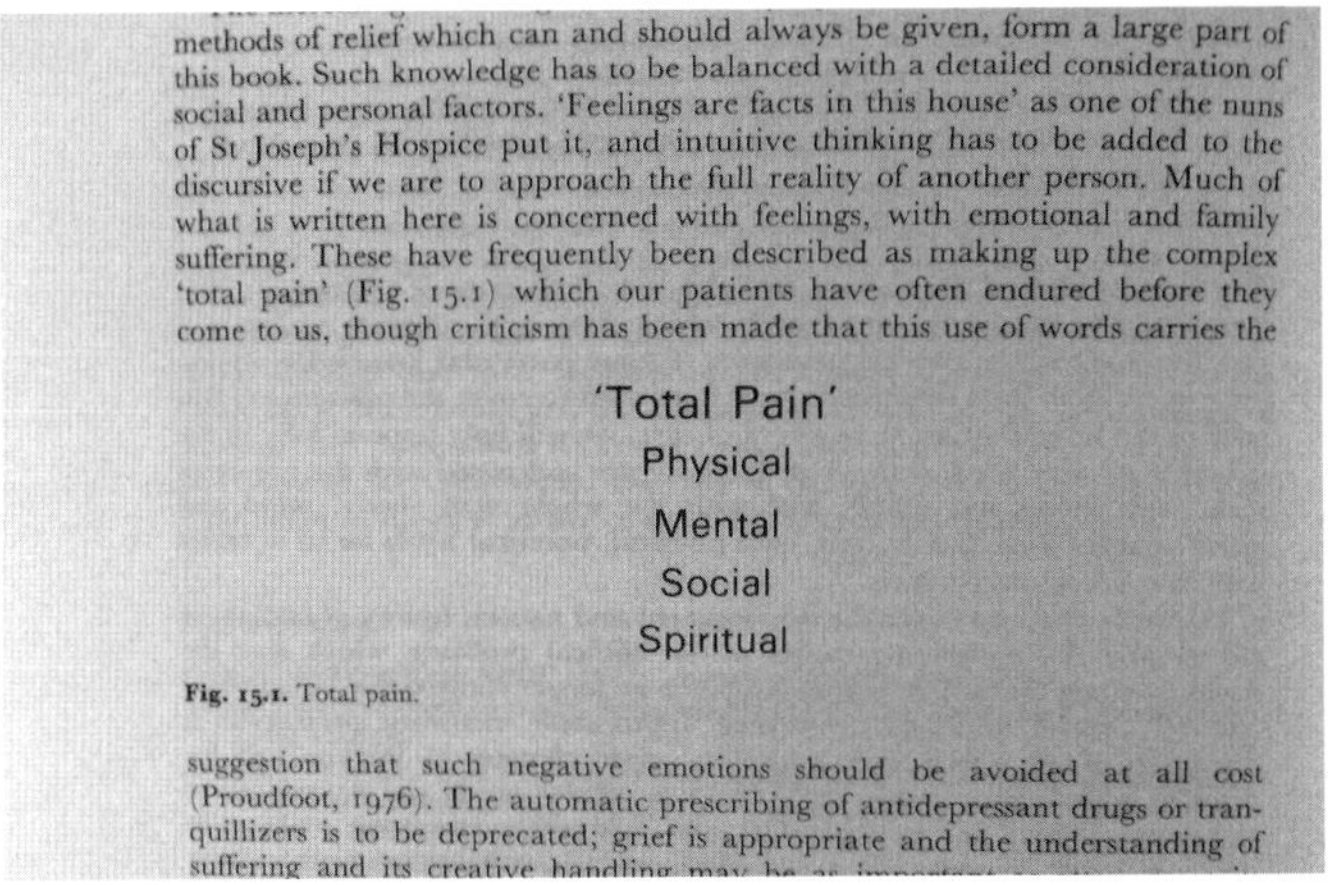
methods of relief which can and should always be given, form a large part of this book. Such knowledge has to be balanced with a detailed consideration of social and personal factors. 'Feelings are facts in this house' as one of the nuns of St Joseph's Hospice put it, and intuitive thinking has to be added to the discursive if we are to approach the full reality of another person. Much of what is written here is concerned with feelings, with emotional and family suffering. These have frequently been described as making up the complex 'total pain' (Fig. 15.1) which our patients have often endured before they come to us, though criticism has been made that this use of words carries the

'Total Pain'
Physical
Mental
Social
Spiritual

Fig. 15.1. Total pain.

suggestion that such negative emotions should be avoided at all cost (Proudfoot, 1976). The automatic prescribing of antidepressant drugs or tranquillizers is to be deprecated; grief is appropriate and the understanding of suffering and its creative handling may be as important ...

図2｜トータルペイン（1978）

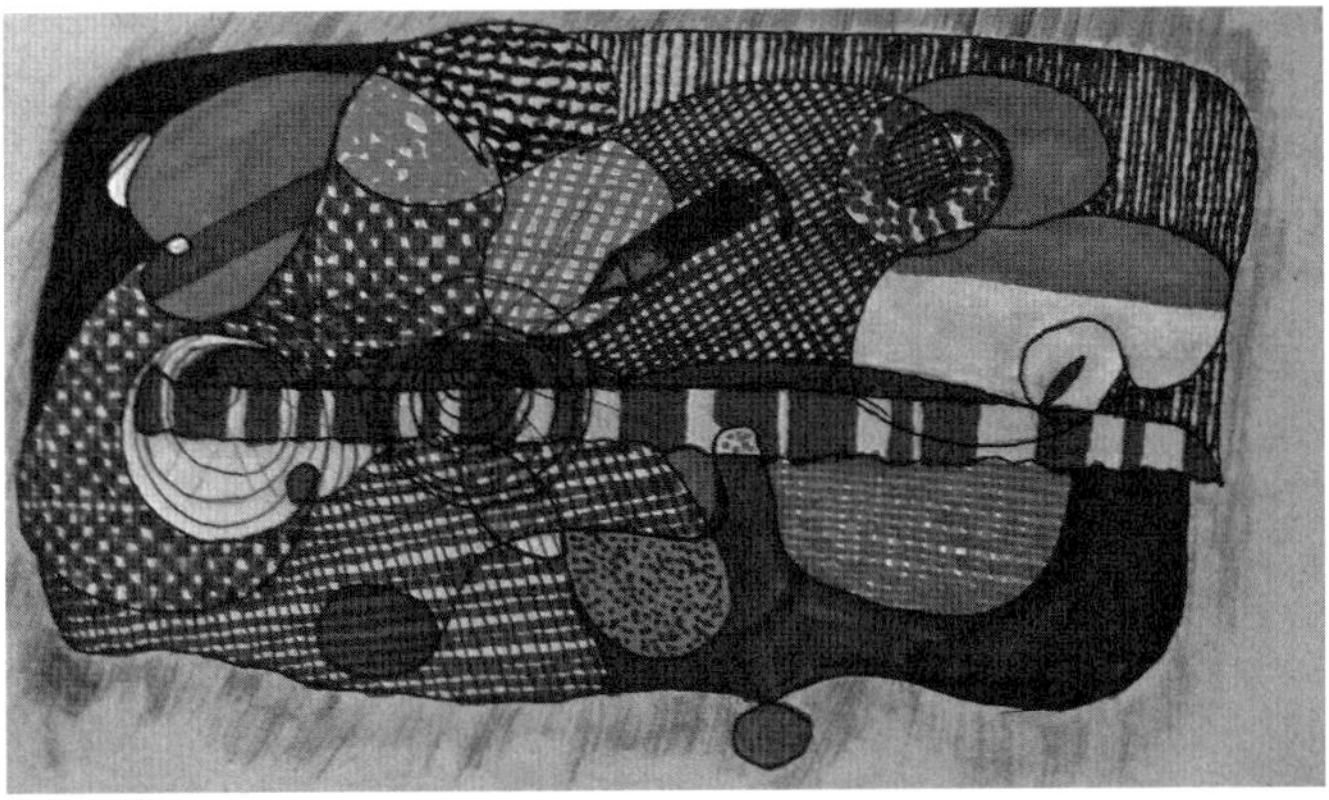

図3｜患者さんの描いた絵（1978）

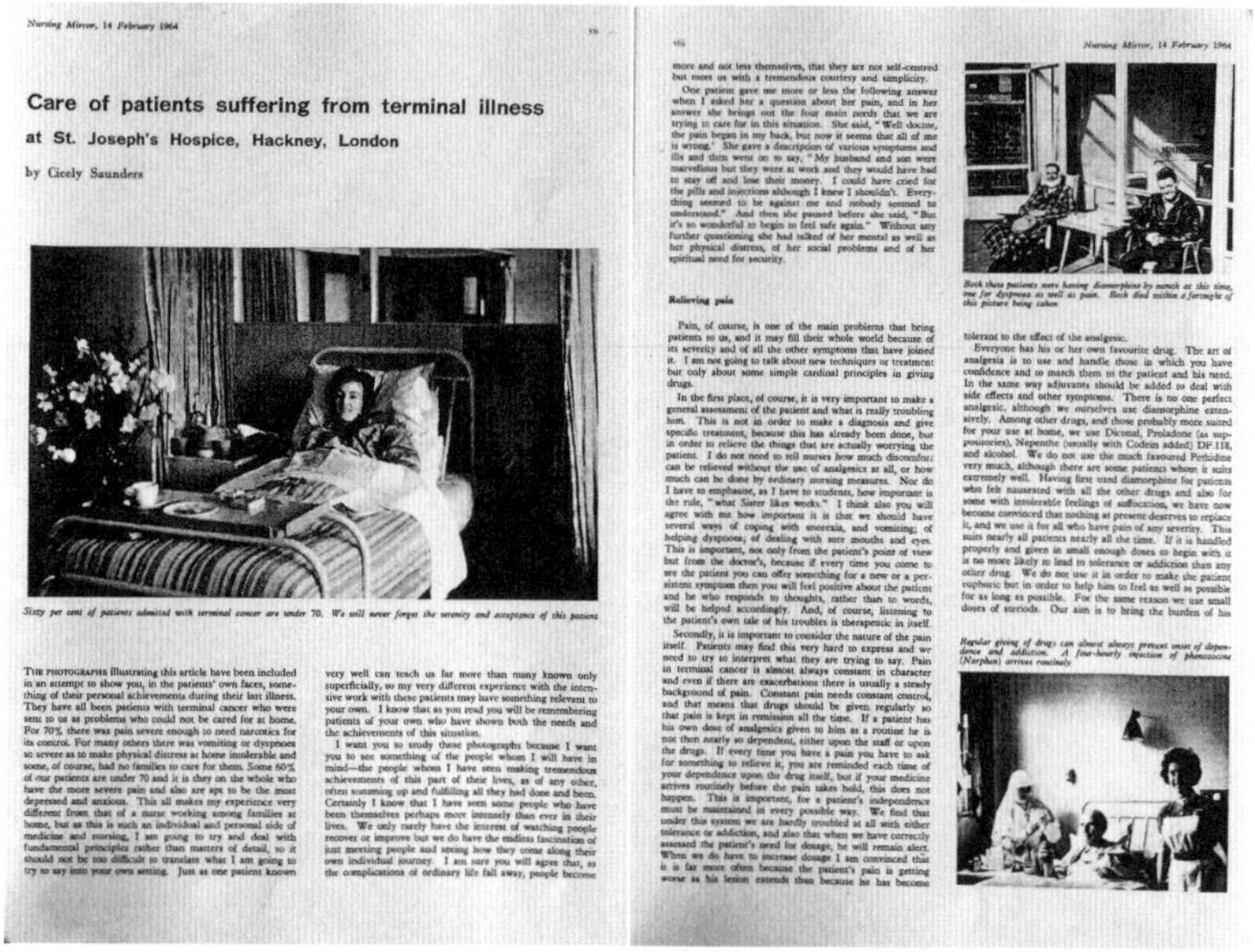

Nursing Mirror, 14 February 1964 vii

Care of patients suffering from terminal illness

at St. Joseph's Hospice, Hackney, London

by Cicely Saunders

Sixty per cent of patients admitted with terminal cancer are under 70. We will never forget the serenity and acceptance of this patient

THE PHOTOGRAPHS illustrating this article have been included in an attempt to show you, in the patients' own faces, something of their personal achievements during their last illness. They have all been patients with terminal cancer who were sent to us as problems who could not be cared for at home. For 70% there was pain severe enough to need narcotics for its control. For many others there was vomiting or dyspnoea so severe as to make physical distress at home intolerable and some, of course, had no families to care for them. Some 60% of our patients are under 70 and it is they on the whole who have the more severe pain and also are apt to be the most depressed and anxious. This all makes my experience very different from that of a nurse working among families at home, but as this is such an individual and personal side of medicine and nursing, I am going to try and deal with fundamental principles rather than matters of detail, so it should not be too difficult to translate what I am going to try to say into your own setting. Just as one patient known very well can teach us far more than many known only superficially, so my very different experience with the intensive work with these patients may have something relevant to your own. I know that as you read you will be remembering patients of your own who have shown both the needs and the achievements of this situation.

I want you to study these photographs because I want you to see something of the people whom I will have in mind—the people whom I have seen making tremendous achievements of this part of their lives, as of any other, often summing up and fulfilling all they had done and been. Certainly I know that I have seen some people who have been themselves perhaps more intensely than ever in their lives. We only rarely have the interest of watching people recover or improve but we do have the endless fascination of just meeting people and seeing how they come along their own individual journey. I am sure you will agree that, as the complications of ordinary life fall away, people become

viii *Nursing Mirror, 14 February 1964*

more and not less themselves, that they are not self-centred but meet us with a tremendous courtesy and simplicity.

One patient gave me more or less the following answer when I asked her a question about her pain, and in her answer she brings out the four main needs that we are trying to care for in this situation. She said, "Well doctor, the pain began in my back, but now it seems that all of me is wrong." She gave a description of various symptoms and ills and then went on to say, "My husband and son were marvellous but they were at work and they would have had to stay off and lose their money. I could have cried for the pills and injections although I knew I shouldn't. Everything seemed to be against me and nobody seemed to understand." And then she paused before she said, "But it's so wonderful to begin to feel safe again." Without any further questioning she had talked of her mental as well as her physical distress, of her social problems and of her spiritual need for security.

Relieving pain

Pain, of course, is one of the main problems that bring patients to us, and it may fill their whole world because of its severity and of all the other symptoms that have joined it. I am not going to talk about new techniques or treatment but only about some simple cardinal principles in giving drugs.

In the first place, of course, it is very important to make a general assessment of the patient and what is really troubling him. This is not in order to make a diagnosis and give specific treatment, because this has already been done, but in order to relieve the things that are actually worrying the patient. I do not need to tell nurses how much discomfort can be relieved without the use of analgesics at all, or how much can be done by ordinary nursing measures. Nor do I have to emphasise, as I have to students, how important is the rule, "what Sister likes works." I think also you will agree with me how important it is that we should have several ways of coping with anorexia, and vomiting; of helping dyspnoea; of dealing with sore mouths and eyes. This is important, not only from the patient's point of view but from the doctor's, because if every time you come to see the patient you can offer something for a new or a persistent symptom then you will feel positive about the patient and he who responds to thoughts, rather than to words, will be helped accordingly. And, of course, listening to the patient's own tale of his troubles is therapeutic in itself.

Secondly, it is important to consider the nature of the pain itself. Patients may find this very hard to express and we need to try to interpret what they are trying to say. Pain in terminal cancer is almost always constant in character and even if there are exacerbations there is usually a steady background of pain. Constant pain needs constant control, and that means that drugs should be given regularly so that pain is kept in remission all the time. If a patient has his own dose of analgesics given to him as a routine he is not then nearly so dependent, either upon the staff or upon the drugs. If every time you have a pain you have to ask for something to relieve it, you are reminded each time of your dependence upon the drug itself, but if your medicine arrives routinely before the pain takes hold, this does not happen. This is important, for a patient's independence must be maintained in every possible way. We find that under this system we are hardly troubled at all with either tolerance or addiction, and also that when we have correctly assessed the patient's need for dosage, he will remain alert. When we do have to increase dosage I am convinced that it is far more often because the patient's pain is getting worse as his lesion extends than because he has become tolerant to the effect of the analgesic.

Both these patients were having diamorphine by mouth at this time, one for dyspnoea as well as pain. Both died within a fortnight of this picture being taken

Everyone has his or her own favourite drug. The art of analgesia is to use and handle those in which you have confidence and to match them to the patient and his need. In the same way adjuvants should be added to deal with side effects and other symptoms. There is no one perfect analgesic, although we ourselves use diamorphine extensively. Among other drugs, and those probably more suited for your use at home, we use Diconal, Proladone (as suppositories), Nepenthe (usually with Codein added) DF.118, and alcohol. We do not use the much favoured Pethidine very much, although there are some patients whom it suits extremely well. Having first used diamorphine for patients who felt nauseated with all the other drugs and also for some with intolerable feelings of suffocation, we have now become convinced that nothing at present deserves to replace it, and we use it for all who have pain of any severity. This suits nearly all patients nearly all the time. If it is handled properly and given in small enough doses to begin with it is no more likely to lead to tolerance or addiction than any other drug. We do not use it in order to make the patient euphoric but in order to help him to feel as well as possible for as long as possible. For the same reason we use small doses of steriods. Our aim is to bring the burden of his

Regular giving of drugs can almost always prevent onset of dependence and addiction. A four-hourly injection of phenazocine (Narphen) arrives routinely

図4｜1964年2月14日付の新聞『ナーシング・ミラー』

で、彼女は、この状況において私たちがケアしようとする四つの主たるニードをあきらかにした。彼女はこう言ったのである。

「先生、痛みは背中から始まったんですけど、いまでは私のどこもかしこもが悪いみたいなんです」

彼女はいくつかの症状について説明し、こう続けた。

「夫と息子はよくできた人たちですが、仕事があるので、ここにいようと思えば、仕事を休まなければならず、そんなことをしていては貯金も底をついてしまいます。飲み薬や注射が必要だって叫べばよかったのですが、それはしてはいけないことだとはわかっていました。何もかもが私に敵対しているようで、誰からも理解されていない感じでした」

そして、次のことばを口にする前に、少し沈黙した。

「でも、もう一度穏やかに感じることができて、とても幸せです」

それ以上質問するまでもなく、彼女は自らのからだのつらさと同様こころのつらさについて、そして社会的問題ややすらぎを求めるスピリチュアルなニードについて語っていたのである。

(Saunders, C. (1964a) Care of patients suffering from terminal illness at St. Joseph's Hospice, Hackney, London, Nursing Mirror 14 February.)

また、この少しあとに出たジャーナルには、史上初の「トータルペイン」の定義がありますし、その2年後には重要な補足がなされています。

疼痛は、私たちの施設への入院患者の70％以上に認められる主訴であるが、患者がそれだけを理由に受診することや治療されることは稀である。それを描写しようと試みる患者は、「私のどこもかしこもが悪いみたいなんです」ということばを使い、からだの他の症状について語るだけでなく、自分たちのこころのつらさや社会的ないしスピリチュアルな問題に関する描写もそこに含めるのである。この「トータルペイン」の多くは、鎮痛剤なしでも消すことができる。同時に、からだの症状に対して注意を払うことにより、多くの不安や抑うつを軽減することができる。

(Saunders, C. (1964b) The symptomatic treatment of incurable malignant disease. Prescribers' Journal 4:68–73.)

「それは背中から始まったのですが、今では私のすべてが悪いようです」。この種の「トータル」ペインには、身体的、精神的、社会的、そしてスピリチュアルな要素がある。患者はそのことばにおいて、そして私たち医療従事者はそのアプローチと治療において、どちらも、これらの一つ二つを別々に取り扱うことはできないのである。

(Saunders, C. (1966) 'The Last Frontier'. Frontier, Autumn, 183–86)

さて、トータルペインが現在広く受け入れられている四分円で表現されるようになったのは、私の知る限り、トワイクロスによる図式化が発端のようです。それは１９８３年のテキストに示されたものです（図５）。四つの因子は現在とは異なり、からだ、抑うつ、怒り、不安とされています。

現在、主流となっているトータルペインの考え方を示す図が最初に登場したのが２００２年です（図６）。端的に言えば、当初がん患者の痛みを主観的に表現したものとして提唱されたものの、途中で、患者の痛みを医療者が客観的に理解するためのモデルとなったわけです。四つの因子は、いったん分けて考えてもいいのですが、そのあとで四つを総合しなければならないわけです。

それはナラティヴでしかできません。バラバラのままでは、ただの因子であり、未評価と言われても仕方がありません。

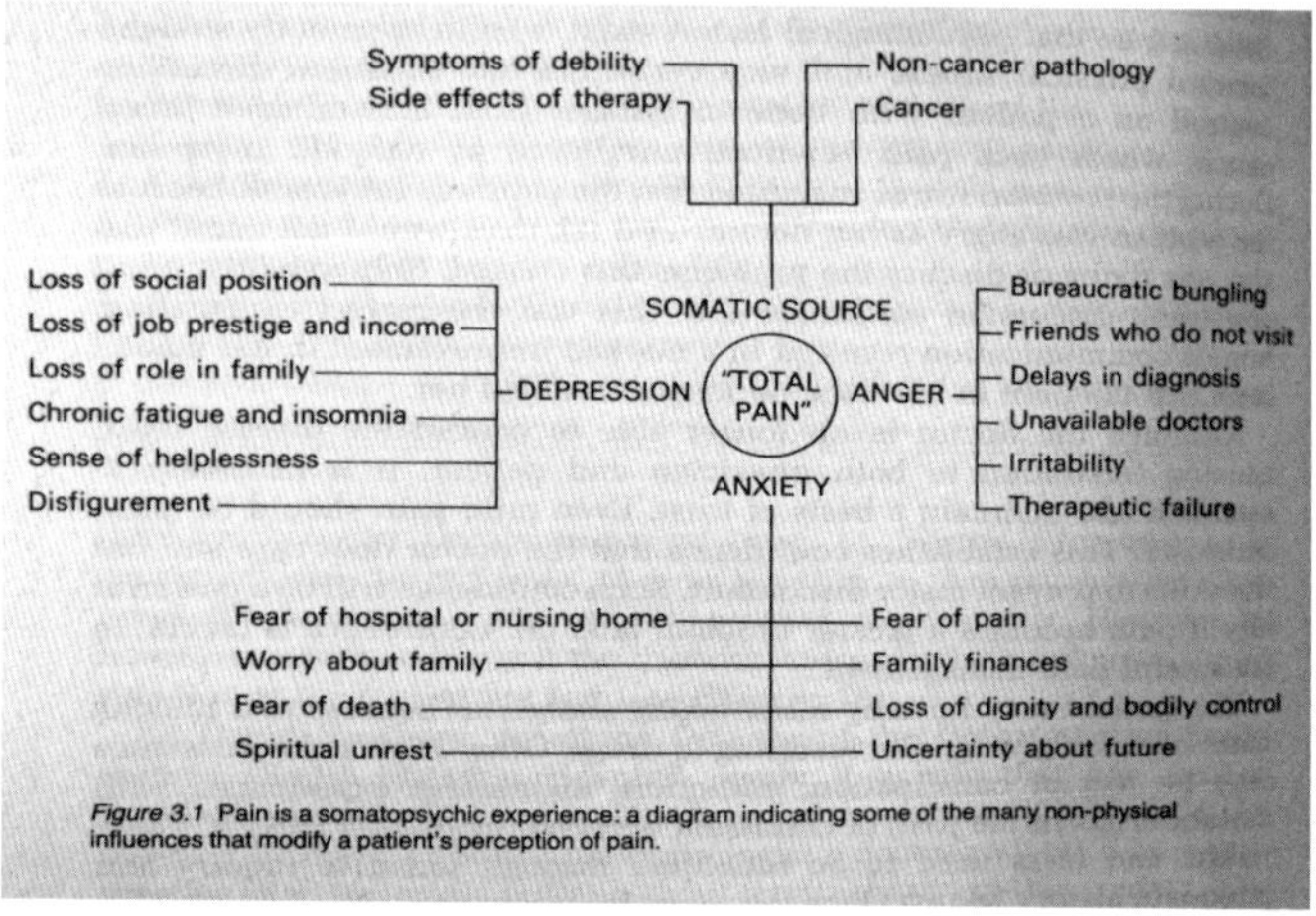

Figure 3.1 Pain is a somatopsychic experience: a diagram indicating some of the many non-physical influences that modify a patient's perception of pain.

図5｜トワイクロスによる図式化（1983）

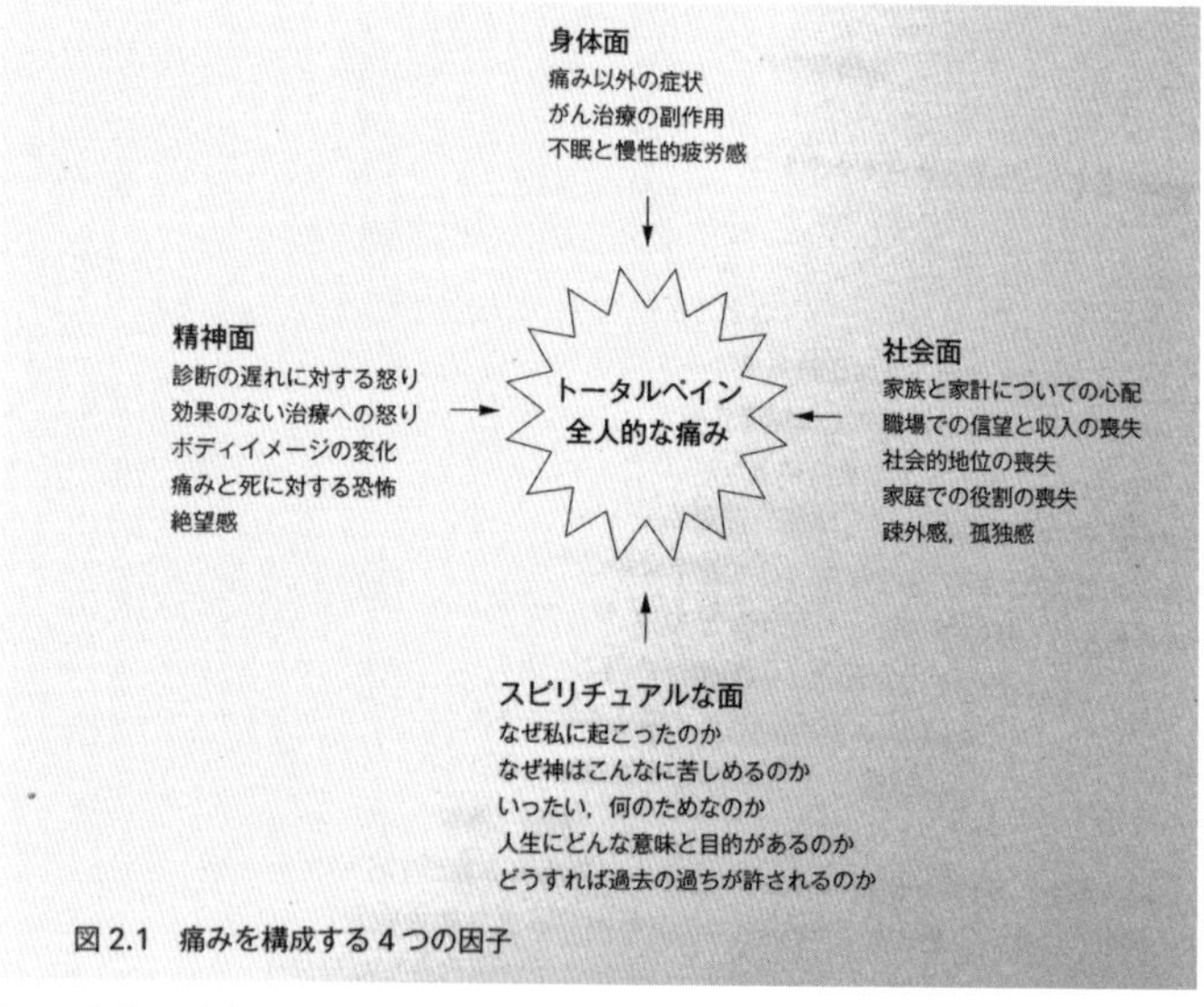

図 2.1　痛みを構成する 4 つの因子

図6｜トワイクロスによるトータルペイン（2002）

テキスト上でのトータルペイン記載をまとめると、以下のようになります（図7）。ソンダースはあくまで図を使用しませんでしたが、１９８３年に初めてトワイクロスの図が登場し、１９９０年のテキストでは削除されていたものの、１９９４年以降、提示され続けています。

ここまで、トータルペインの概念の変遷についていろいろお話ししてきましたが、再度、セント・クリストファー開設50周年記念本から引用して、私の意見もお伝えしたいと思います。

ハートレーがある日、見知らぬ患者に声をかけられ、音楽室に行き、患者がかねて用意していた「マイ・ウェイ」を録音する描写です。彼は、執筆時、そのとき録音された音楽を聴き返しています。

> これを書きながら、その日の録音を聴いているが、あまりに切なく、片時たりとて彼女から気を反らせない。次の音は、次のコードは何か？　彼女の声のクオリティにも耳を奪われる。そのダイナミズムは大きく、彼女の抑揚に合わせて僕はピアノの音を加減し、彼女の緩急に演奏

	トータルペイン	その他
	詩?／患者による描画。	
	痛みの知覚を修飾する非身体的影響因子（influences which modify perception of pain）を四方向から図示。（副作用などの）身体的因子、うつ病、怒り、不安（ここにworry about family and finances, spiritual unrestも含まれている）。	
	詩?／患者による描画。ともに1978と変更なし。	
	図なし。	『末期癌患者の診療マニュアル』第2版、1991
	図なし。	
	1983と同様。	
	「痛みを構成する四つの因子」（身体面、精神面、社会面、スピリチュアルな面）と表記。	『トワイクロス先生のがん患者の症状マネジメント』第1版、2003
	同上。	『トワイクロス先生のがん患者の症状マネジメント』第2版、2010

編者	刊行年	書名
Saunders, C.	1978	The Management of Terminal Disease, 1st
Twycross, R. Lack , SA.	1983	Symptom Control in Far Advanced Cancer: Pain Relief
Saunders, C.	1984	The Management of Terminal Malignant Disease, 2nd
Twycross, R. & Lack, SA.	1990	Therapeutics in Terminal Care, 2nd
Saunders, C. & Sykes, N.	1993	The Management of Terminal Malignant Disease, 3rd edition.
Twycross, R.	1994	Pain Relief in Advanced Cancer
Twycross, R. & Wilcock, A.	2002	Symptom Management in Advanced Cancer, 3rd
Twycross, R. & Wilcock, A.	2009	Symptom Management in Advanced Cancer, 4th

図7｜テキスト上のトータルペイン

を合わせもした。メアリーは歌で僕を導き、自分がこれまで演ったこともない「マイ・ウェイ」を演奏できる存在であることを経験させてくれた。彼女の声は力強く、透き通っていた。彼女には進むべき方向があり、目的があり、意味があった。彼女には自信があった。そして彼女の状況を知らなかったら、僕は、彼女が健康で動機づけられた音を響かせていたとさえ言っただろう。（邦訳、37頁）

私は、トータルペインを別のものにたとえて理解したいのであれば、これなんだと思います。図ではなく音楽。身体的次元がリズム（緩急）で、心理的次元はメロディ、社会的次元はハーモニー（コード）、そしてスピリチュアリティは音色でしょう。（小森、２０１９）

5 マンガでわかるトータルペイン

では、ここでマンガを使って、トータルペインについてお話ししましょう。

『母のがん』は、てんかん発作によって転移性脳腫瘍が見つかり、ステージⅣの肺がんと診断された母親を、長男であるコミック作家が、看護師である上の妹と高次脳機能障害のある下の妹と協力して、治療をサポートする物語です。これは、患者家族によって描かれたものですから、患者家族から学ばせてもらうということでもあります。

このマンガはとてもよくできているので、『はじめよう！　がんの家族教室』（小森、２０１５）でもよく利用します。がんは生活全般にわたって大きな影響を及ぼしますので、その内実について知っておくことが大切です。それを考えるには、医療者や家族が「返答に困るがん患者さんのことば」を思い描いてみるとよいでしょう。なぜなら、患者さんというのは、医療者が返答に困るようなことは普段から言わないようにしているわけですから、それでも言うということは、よほど抜き差しならない問題だということになり、がんサバイバルというものの中核にあると考えられるからです。例えば、こんなことばですね。

1　なぜ、私が、いまここで、がんにならなきゃいけないんですか？　死ななきゃいけないんですか？
2　希望と絶望を行ったり来たりです。
3　先が見えないことがいちばんつらい。
4　何もかもがつらいのです。
5　ステージⅣって、私はもうダメってことですか？
6　病気は受容しないといけないんですよね？
7　あれだけ酒とタバコをやったんだから、食道がんになったって当たり前ですよね？
　自業自得ですよね？

図8は、がん患者である母親が、5年生存率の低さを嘆いているコマです。

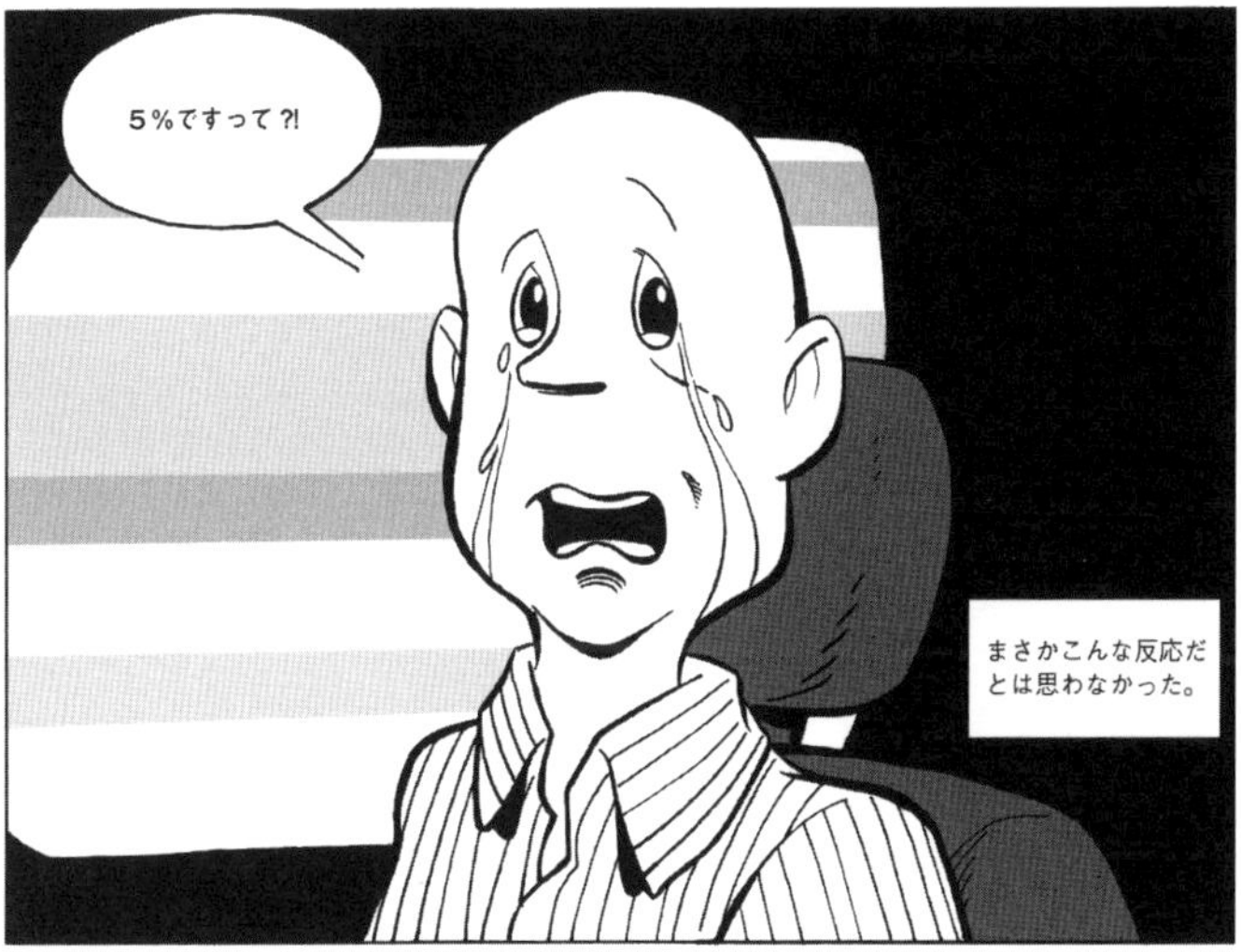

図8｜「5年生存率5%?!」

第一の特徴は「脱毛」ですね。これは、化学療法が行われたということです。あとは？「痩せている」……そうですね、首から肩にかけて、シャツのサイズが大きく見えるのを、普通はそう読む。あとは？「車の中にいる」……そうですね、アメリカ車だから左ハンドルで、助手席。右下の枠内のことばは、運転席に乗っている人の内面のつぶやきということになります。二人の思いがずれているわけですが、それはのちほど。ほかは？「顔は左右対称」。だから、ひどい脳転移はなさそうだ。左の眉が上がっているのは、驚きでしょうね。シャツが左前だから（ユニセックスでない限り）男物ということになりますが、実はそれは作家の手抜きで、別のページでは右前だったりするから気にしなくていいです。この人は女性、しかも60代です。

第二は「こころ」。5年生存率の低さに驚いて悲しんでいる。涙が溢れているから、これは誰にでもわかります。あとは？車内が黒いのは、逆光だからというより、気持ちの暗さを示しているのでしょうし、窓の風景が水平線なのも（こんな大切なことを車を走らせながら話すというのは、あまりにデリカシーに欠けるので、それはないとして）、停車中の車であれば、車窓の流れる景色ではなく、鬱積した気持ちを表現しているのでしょう。

第三に「家族」。ここで運転席にいるのは長女なのですが、「まさかこんな反応だとは思わなかった」と感じている。母親と長女との間には大きなギャップがあるわけです。

最後に、ようやく「スピリチュアル」。もちろん「５％ですって?!」ですね。何で私がここで死ななきゃいけないの？　と同義。がん患者が例外なく自問するものです。

ここまでの話は、看護師さんだと、ＳＴＡＳ－Ｊを連想するかもしれません。実は、ここからが大切。このようにトータルペインの四つの次元を明確化していっても、この画像の肝は見えてこない。なぜか？　では、これを物語にしてみましょう。「５Ｗ１Ｈ」ですね。

「母親と長女は、初期治療が無事終了したことを主治医から説明され、長男と次女と別れ、長女の車に乗り込んだ。すると、突然、母親は涙を流し、『５％ですって?!』と言った。長女は、まさかこんな反応が返ってくるとは思ってはいなかった」

ここで明らかになるのは、この対話が（マンガでは、脱毛がすでに示しているわけですが）化学療法が終わった時点でのものだということです。ヒントは、全１１２ページ中、このコマが94ページだということ。所見を列挙していくだけでは、これがいつ起きていることなの

	延長期	長期安定期
	家庭、地域、職場における身体的制約への対応／ボディイメージ変化と職業的役割変更（強さ、忍耐、ユーモアが必要）／グループ	雇用と保険の問題／偏見／昇進転職困難
	再発の恐怖さまざま（孤立、荒廃、抑うつから不安まで）	
	寛解、治療終結、間欠的治療	治癒／続発性腫瘍／治療による長期的影響／生殖保健学

	急性期
スピリチュアル	死の直面化
社会的	家族の、および家族へのサポートが必要
心理的	恐怖 不安
身体的	診断 検査治療

図9｜がんサバイバル地図（Mullan, 1985/小森, 2014）

かという、時間の概念が抜けてしまうということです。

つまり、母親の発言「5%ですって?!」は、普通なら、ステージ分類を教えられ、5年生存率を知らされた（あるいは自分で調べた）直後、すなわち治療の始まる前の自問であるべきなのです。ですから、長女にしてみれば、「いまさら、それはないでしょう」という反応であり、「そんないい加減な認識で、これまでどうやって頑張ってこれたの！」というところなのです。

一方、患者さんご本人にしてみれば、5%だってことを忘れていたから（あるいは否認できたから）、ここまでもっと高い確率だと信じてやってこられた、ってところかもしれません。ここでようやく家族の中のギャップが、治療における希望の根拠の違いだと判明します。

この1コマは、がん治療において必須の「希望」について、より深く考えるよう私たちを誘導するわけです。

ところで、図9は、「がんサバイバー」の提唱者モランさんの原典を、私が図にしたものです。もちろん、ご本人からお墨付きを得ています。

診断後に初期治療が終わるところまでが急性期、そして5年（乳がんは10年ですが）目にようやく「完治」とされる時期までが「延長期」、さらにそれ以後ずっと続くのが「長期安定期」です。これは、この三つの時期に特徴的な身体的、心理的、社会的、スピリチュアルな次元があることを示しています。もちろん誰もがすべての事象を経験するものではなく、その程度もさまざまであり、どのような道筋をたどるかも人それぞれということになります。

先ほどのマンガの女性は、初期治療が終わったところですから、急性期の終わりにいて、スピリチュアルな次元としての死の直面化が起こっていたわけです。恐怖も不安も明らかですし、治療によって脱毛となり（女の髪は命ですから）二次的被害とも想像されます。

*

今回の講演会で、このののち、チェロによって奏でられる曲の一つが、レナード・コーエンの「ハレルヤ」です。ヴァイオリニストの方が指を骨折され、急遽チェロの代役が立てられることとなりました。ソンダースの葬儀でも演奏されたヴォーン・ウィリアムズの

「揚げひばり」の演奏が延期となり、その代わりということでしたので、同じイギリスの作曲家とも思いましたが、私は、「緩和ケア」ということばが生まれたモントリオールの病院、そのマッギール大学の卒業生ということで、レナード・コーエンをリクエストしました。

　彼は緩和ケアとも縁の深い発言で知られています。例えば、

「ハレルヤとはヘブライ語で『神に栄光あれ』という意味だ。この歌は多くの種類のハレルヤが存在することを説明している。完全なハレルヤも壊れたハレルヤも同等に価値のあるものだと私は言っているのだ。なんらかの公式な宗教的方法に頼らずとも、熱狂的に、かつエモーショナルに人生を信じることを肯定したいという願いだ」

（Cohen, L. in Light A. 2012）

秘密のコード
ダヴィデの捧げ物
君は音楽なんて興味ないだろう

でも　こんな風に　4度　5度
マイナーから　メジャーへ
王様の作った　ハレルヤ
ハレルヤ　ハレルヤ
ハレルヤ　ハレルヤ

第1章付記

本章は、私が2019年4月20日に札幌市の「かでるホール」にて行った講演の記録である。前野宏先生の「まえがきにかえて」にあるように、この6回連続講演では、柏木先生の講演の各テーマについてシシリー・ソンダースならそれをどう語るだろうかと、私が想像を巡らせることになった。

「冗談半分」で言ったことではあるが、そこには真面目も半分、確実にあった。柏木先生は第1回講演の中でもユーモアの大切さを強調されていたが、その一つの効用は可能性の発見であるから、その意味で、まさに前野先生は忠実なお弟子さんなのだと思いました。

イギリス発のホスピスが日本でどのように根づくのか、その緩和ケアはどのように換骨奪胎されるのか、国や文化の違い、さらにはリーダーの資質の違いも相まって、それは実現していく。今回、そのお二人、「シシリー・ソンダースと柏木哲夫」を比較参照することで、みなさんのホスピス・緩和ケアの理解が深まるのであれば、そんな素晴らしいことはないはずだ。

1997年4月、ソンダースは初来日され、かねてよりの望みとして日本の桜が観たいと言う彼女を、柏木先生は京都でいちばん遅咲きの桜を求めて仁和寺へお連れしたと聞く。

参考文献

Goodhead, A. and Hartley, N. (eds.) (2018) Spirituality in Hospice Care. Jessica Kinsley Publishers.（小森康永ほか訳『みんなのスピリチュアリティ：シシリー・ソンダース、トータルペインの現在』北大路書房、2020）

Light A. (2012) The Holy or Broken.Simon&Schuster,Inc.New York.

小森康永 (2015) どうして治療者と治療を区別できようか？　精神療法 41(4):679–685.

小森康永編 (2015)『はじめよう！がんの家族教室』日本評論社

小森康永 (2019)「トータルペインを聴く」家族療法研究 36(3): 234–239

Saunders, C. (1964a) Care of patients suffering from terminal illness at St. Joseph's Hospice, Hackney, London, Nursing Mirror 14 February.「聖ジョゼフホスピスにおける終末期疾患に苦しむ患者のケア」

Saunders, C. (1964b) The symptomatic treatment of incurable malignant disease. Prescribers' Journal. 4(4). October, 68–73「治療困難な悪性疾患の症状管理」

Saunders, C. (1965) Watch with me. Nursing Times (26 November), 1615–1617.「私と共に目を覚ましていなさい」

Saunders, C. (1966) 'The Last Frontier'. Frontier, Autumn, 183–86

Saunders, C. (1970) 'Training for the Practice of Clinical Gerontology: The Role of Social Medicine'. Interdisciplinary Topics in Gerontology, 5, 72–78

Saunders, C. (1978) 'The Philosophy of Terminal Care'. In C. Saunders ed. The Management of Terminal Disease, 1st edition. London: Edward Arnold, pp. 193–202

Saunders, C. (1989) Hospice-A Meeting Place for Religion and Science.in,T.Vanier. Science and Faith, pp. 263–76. Paris: Flammarion

第2章

シシリー・ソンダースの「人間力」

1 メイヤロフの『ケアの本質』

では、前回同様、まずは、柏木先生の講演で印象に残ったことばから始めましょう。今回は、柏木先生自身のことばではなく、メイヤロフ（Milton Mayeroff）『ケアの本質』（Mayeroff, 1971）の紹介から拾ってみました。

1）正直

講演では「ケアの主な要素」が五つ紹介されていますが、その中のまずは「正直」というものについてです。

このようにあってほしいとか、このように考えてほしいという希望を強く持ってはならない。

現実は不快なことであっても、それをそのまま正直に受け取ることによってのみ、ケアが可能になる。

なぜこれを、ここで再度取り上げるかというと、毎回、私は講演の前日に前野先生の病院で抄読会を開くのですが、今回取り上げたソンダース論文「患者の言うこと」の中に同じ主張があったからです。しかも、それは、私が患者さんとのコミュニケーションにおいて、最も大切だと考えていることでもあったのです。

ちなみに、その抄読会には30名ほどのスタッフ、全職種にわたる方々が、仕事が終わってから集まります。

事前に読んでくることが義務なのに、よくある医師と看護師の2職種ではなく、本当に多職種の方が集まる。これは素晴らしいことだと思いますし、前野先生のソンダース熱が、みなさんにしっかり感染しているのだと思います。病院に集うのは患者でなければなりません。

> 患者が質問をしないという事実は、患者に疑問がないということではない。一度の訪室とか一度だけの会話で十分ということは滅多にない。私たちが何を言うべきか知るために、待つことと聴くこと以外に必要なものはない。患者が絶えず難題を抱え込む病という旅にあって何に直面しているのか、そしてそれについての考えを学ぼうとするとき、ことばよりも、沈黙と会話の途切れのほうがしばしば、より多くの意味がある。患者が必要とする援助は、それぞれの段階で大いに異なっている。本当の疑問はおそらく、「あなたは患者に何を言わせたいのか?」というシンプルな問いに、最もよく表現されている。
>
> (Saunders, 1965a, p.149／邦訳、81頁)

「言わせる」という、かなり暴力的なことばの選択が、医療者にその権力を自覚するよう促しています。こう言うと、からだを人質に取られて医者に従わざるを得ない弱い患者という構図が想像されるかもしれませんが、ことはそれではすまないわけです。医療者として、自身の方針決定と思っているものが所詮、言説に従った正しいとされる行動に過ぎなかったりするからです。そのとき、その場所で正しいと考えられている医療が絶対に正しい、とする勘違いです。

このことばは、患者との会話を始める前にいつでも自問できるわけですから、かなりポータブルな臨床ツールでもあります。もちろん、患者に自分がいま、どういうことを言わせようとしたか開示するのも一つの手でしょう。

ここで提示されているケースは、42歳の卵巣がんの終末期患者です。半年前の開腹手術時、すでに腹膜播種の状態でした。

母と妹も同病で他界しています。12歳と9歳の子どもがいて、夫は献身的ですが、彼は妻が病をどのように認識しているか知らずにいます。患者には「礼儀正しい距離感」があるのです。

セント・クリストファーへの入院2か月後、ソンダースは、ようやく彼女から大切な問いを投げかけられます。

「先生、私が本当にお訊ねしたいのは……こんなにやせ衰えてしまったのに、子どもたちにまだ面会に来させるのは、よくないことではないのでしょうか？」

それに対して、ソンダースは次のように返します。

「あなたが微笑んでお話しになるとき、それがあなたのお子さんのごらんになっているものだと思いますよ。そして、あなたのお加減が悪いとき……そのときは、ご主人がお子さんをお連れにならないでしょう」

そして、さらに重要なことが明かされます。彼女が診断と予後について知ったのは、術後に医者の立ち話を聞いたことによるのだと。

「どこかでそれを夫に話すこともできたのですが、私がずっとそれを胸に納めてきたことを彼が知ってつらい思いをするのではないかと、とても怖かったのです」

夫は夫で、余命について、妻にいつ語るべきか思い悩んでいました。まさに二次災害です。そこで、ソンダースはこう答えます。

「愛にことばは要らないのです。あなたがご主人とすでにそれを共有されているのはおわかりでしょうし、いつか気がついたら、それを話していたということになるかと思いますよ」

患者のこれまでの行いを肯定しつつ、解決を急かさない。

そして、それは翌日に起こりました。ついにことばによる共有がされ、夫も心底、楽な気持ちになったわけです。患者はその後9日間生きました。

ソンダースのトータルペインは、四つの次元が分割されないことを提言するものでした。ケアも然るべき環境があれば自ずと実現すると考えていたようです。「あなたは患者に何を言わせたいのか」とは、あなたは先走りしてはいけないということだったでしょう。つまり、魔法の家はあっても、魔法のことばはない。

それは、コミュニティの仕事であるがために、彼女たちは「私にはこの患者をどのように理解できるのだろうか？　どのように援助できるのか？」という考えに圧倒されたり、自分たちがしていることについて自意識過剰となったりするリスクから救われるのだともいいます。

援助者も患者同様、「見知らぬ恐怖の重荷から解放されて」いなければならないという話です。

2）信頼

もう一つ、印象的だったのは、「信頼」についての一節です。

他の人を信頼するとは、成り行きにまかせる勇気を持つことである。恐れのために不確かなことを避ける傾向がある人は、他の人がその人らしく成長するのを妨げてしまう。

これは、医療現場であまりにも「目標設定」とか「介入」などという勇ましいことばが飛び交い、そこに向かって一直線的な言動が見られることに常づね、違和感を抱いていたので、取り上げました。

医療においてここまではっきり書かれたものは見たことがなく、少し前に、ルイーズ・グリュックというアメリカの詩人のエッセイで以下の発言を見つけ、わが意を得たりという思いでいました。

詩的知性は、結論を捨てようとする意欲からそのエネルギーを引き出す…この柔軟性、そしてこの目的の強さによって、エミリー・ディキンソンが持っている不気味で着実な頭が与えられる。ワイルドに、わざと迷っている詩人でさえ、そのような安定性を示すのは、その本質が思考の道への注意深さだからだ。

（Glück, 1994. p.45）

Poetic intelligence derives its energy from a willingness to discard conclusion... This flexibility, and this intensity of purpose, give the eerie steadiness of mind Emily Dickinson has; ever poets who stray wildly, intentionally, display such steadiness, since its essence is attentiveness to the path of thought.

思わず引き込まれ、彼女の全詩集を購入したわけですが、これが難解ときている。ナラティヴ・メディスンのリーダーであるリタ・シャロンの新刊が邦訳された折に、彼女にグリュックは難しくて5％しかわからないと愚痴ったら、こういう返信がありました。

“Louise Glück is impossible for us all, and yet we keep reading her, because she knows things that the rest of us don’t know. When you are ready for real darkness, read some more”.

「ルイーズ・グリュックは誰にとっても読むのは難しいけれど、読み続けるのは、彼女が彼女以外の人が知らないことを知っているから。本当の暗闇に接する準備ができたら、もっと読むといいわよ」

＊

ところでこれを機に、メイヤロフの著作を読んでみました。「ケアの主な要素」には、以下の8項目が上げられています。

知識、リズムを変えること、忍耐、正直、信頼、謙遜、希望、そして勇気（Knowing, Alternating rhythms, Patience, Honesty, Trust, Humility, Hope, Courage）。

柏木先生はこのうちの「リズムを変えること」「忍耐」「勇気」の三つは紹介されませんでした。

「リズムを変える」とは、ケアで考えるべき背景の幅を変えてみることで、バイオサイコソーシャル・アプローチと関連してきます。「忍耐」は相手にゆとりを与えることで、寛容のことです。「勇気」は先の「信頼」と同じです。

ちなみに、柏木先生の紹介された文章は訳書からの引用ではなく、独自にかみくだかれたものです。

そして当該書に推薦文を書いている人たちのラインナップが興味深いものです。カール・ロジャーズやフランクルはいいとしても、ブルーノ・ワルター、ノーマン・メイラー、ベン・シャーンといった芸術家が推薦しているのに驚かされます。

メイヤロフは「ケアすることは相手が成長し自己実現することを援助することである」と述べており、その対象は人格に限らず、理想や思いつきまで含まれます。だからこそ、先の「信頼」のように、私などでは芸術領域でしか読んだことのない発想が生まれるのです。この文脈で語るなら、この講演会自体、前野先生が私の思いつきをケアした結果だと言えるでしょう。

つまり、ケアとは〝ひょうたんから駒を出す〟ことなのです。

2

10の人間力

では、本題の「人間力」に入りましょう。柏木先生の「10の人間力」に対応すると思われる、ソンダースが想定したケアの資質についてお話しするわけですが（図10）、まずはっきり言っておかなければならないことは、ソンダースは「○○力」というような言い方はしていなかったということです。それは、ソンダース自身はスタッフ各自の力よりも集団の力を求めていたからかもしれません。もちろん、「人間力」を示すことばも一対一に対応していません。

	柏木哲夫	シシリー・ソンダース
1	聴く力	listen
2	共感する力	sympathy, practical not sentimental
3	受け入れる力	openness
4	思いやる力	compassion
5	理解する力	communication
6	耐える力	
7	引き受ける力	spirituality
8	寛容な力	in many ways
9	存在する力	be prepared to stay
10	ユーモアの力	humor

図 10 ｜「人間力」対照

1）聴く力　listen

ソンダースにとっても、「聴く力」がケアをする人の最も重要な資質であったことは明らかです。どの論考にもそれは書かれています。ここにある通りです。

> 聖クリストファーのための最も大切な基礎は、共に目を覚ましている中で私たちが学べるという希望です。痛みや苦痛から患者をいかに解放するか、いかにして患者を理解し、がっかりさせないかということだけでなく、いかに沈黙し、いかに話を聴き、そしていかに唯、そこにいるのかということを学ぶのです。
>
> （Saunders, 1965b／邦訳、125頁）

ここで興味深いのは、「いかに沈黙し」という表現がわざわざ挿入されていることでしょう。本シリーズの第6回ではソンダースの「ことば」について話す予定ですが、そこでは「沈黙」についても多くお話しするつもりでいます。

2）共感する力　sympathy, practical not sentimental

ソンダースは「共感」empathyという用語を使っていないようですが、限定的使用で「同情」ということばで代替しています。例えば「終末期疾患（1961）」では……。

患者が、私たちに忠実さを期待することを学んだならば、私たちの同情が実用的であって感傷的ではないことを知るなら、そして彼らに助けがあると信じることができるなら、恐れを忘れるでしょう。

If they have learned to expect us to be faithful, if they know that our sympathy is practical and not sentimental, and if they also realize that we believe that there is help for them they will lose their fear.

「人生最期のとき（1965a）」では、こうです。

私たちは決して、そのような患者を単に可哀想だとか迎合でもって見てはいけない。実にしばしば、私たちにつつましさを感じさせてくれるのが、患者である。お涙頂戴の同情ほど、彼らの士気を下げるものはない。達成の期待と評価が相俟った情熱的な当然さや、必要な実践的援助の素早い見立てほど、役に立つものはない。

Nothing is more corroding to their morale than sentimental sympathy.

3）受け入れる力　openness

「受け入れる力」は「accept」で探すべきなのでしょうが、見つかりませんでした。無理無理かもしれませんが、openness「開放性」というものがそれに近いかと思いました。「信仰」という講演で、次のように語られています。

イエスは、主の王国に入るためには、子どものようにならなければならないと、私たちに告げます……確かに、子どもの信頼と開放性以上に愛を育てるものはありません。それゆえ、子どもの信頼を奪う犯罪が主からの痛烈な非難に値するのであり、人生の基本的信頼の成長における初期の重要性を語る心理学者の解釈を私たちが支持するのです。

（Saunders, 1974）

4）思いやる力　compassion

ソンダースの「思いやる力」、これは訳語にも使っていますので、わりと連想しやすかったですね。「技術だけでなく思いやりも」と訳したのは、not only skill but compassion also でしたので、compassion を大切にしようということです。こうあります。

17年前に、ひとりのポーランド人が亡くなるとき、「君のホームの窓」のためにと500ポンドを残してくれました。それが正に、聖クリストファーの始まりとなりました。彼はこうも言いました。「僕が欲しいのは、君の頭の中にあるものと心の中にあるものだけなんだ」。それは、後年、もうひとりのポーランド人が言ったことばと響き合います。「ありがとう。薬にではなく、君の心にさ」。思うに、ふたりとも技術だけではなく思いやりをも欲しがっていたのです。

（Saunders, 1965b／邦訳、116－117頁）

つまり、患者さんが思いやりを欲しがっているのだから、それがニードなのだから、それを満たすのは当然のことだというわけです。

5）理解する力　communication

ソンダースの「理解する力」について考えるには、まず、柏木先生が何を言われたのかを復習する必要があるかと思います。

柏木先生の提示された症例は、47歳の女性、乳がん、肝転移、肺転移をかかえていて、問題は、スタッフが彼女とコミュニケーションがとれないことでした。

彼女の生活歴は、5歳のときに両親が離婚。中学卒業後、町工場に就職したが、工場長からパワハラを受けて転職。次の職場でも、また上司からセクハラを受け、転職。職場結婚したが、夫がアルコール依存症とわかり、暴力に耐えきれず離婚。その後、対人関係がうまくいかず、職場を転々とします。現病歴としては42歳で乳がん発症。

一方、ソンダースにも先ほどの乳がん患者さんに酷似した症例が提示されています。「ソンダース：死にゆく人の精神的苦痛」（1959）という論考で紹介されています。

Rさんは、終末期がんのために入院になった54歳の女性だ。彼女の乳がんは初診時既に手の施しようがなく、肺と肝臓にも転移していた。東プロシア（旧ドイツ連邦の王国）の出身であったが、戦後、ベルリンに逃れた。しかし、ベルリンに母と妹を残して、二、三年前にイングランドにやって来ていた。彼女は結婚したことは一度もなく、イングランドに来てからは、家政婦として働いていた。彼女の英語はかなり上達しており、興味深い女性で、とても見栄えがよく、やさしくて、しかも知的であった。しかし、彼女が完全に孤立していて人づきあいがなかったのは、人と本当に触れ合うことが難しかったからである。

では、それぞれがどのようなアプローチをしたのでしょうか？　柏木先生のチームは「壁をつくって心を開かない」のは彼女の生き方であり、彼女らしさだという結論に落ち着きそうにもなるのですが、柏木先生が生育歴を聞くと、彼女には「心を開いたらズタズタにされるという歴史」があると判明します。そこで、壁の中にたまたま入れてもらえたナースを皆で支えるというアプローチを取ることになります。そして、「人はその人の責任外で起こったことを引きずりながら老い、引きずりながら死んでいく」という視点に立つことで、どんなに困難な相手をも理解する余地が生まれることを学んだということです。

　これは、ナラティヴ・セラピーで言われている「外在化」の話だと思います。「問題が問題であって、人も人間関係も問題ではない」(White, M. and Epston, D. 1990) オーストラリアのマイケル・ホワイトが１９９０年に世に問うた治療宣言です。つまり、患者を理解するには、どのような認識に立って理解するかということが大切だということです。患者の生活上のエピソードをたくさん知っていればそれでよいという問題ではないのです。問題が患者や家族（関係）に内在化されていくだけの情報など意味がありません。「外在化」とはナラティヴ・セラピーに特有の事柄ではなく、成功する治療なりケアというものは、結果的に「外在化」が起こっているはずなのです。それを最初から意識して臨むかどうかの違いということになります。

一方、ソンダースたちはどんなアプローチをしたのでしょう？　Rさんはある日、ソンダースに病状理解を伝え、肩を借りて泣き、英国人医師への不満を爆発させ、以後、穏やかになります。ソンダースがドイツ人精神科看護師を紹介すると、彼女が美と完璧さを愛し、それを絵画と音楽に求めていたことが判明します。この直後に病状が悪化し、翌週の面会では、Rさんはこのドイツ人看護師に身内への手紙を書いてもらい、すべてを看護師に任せると依頼します。そして翌日、亡くなります。ホスピスでの5週間に、見舞客はなく、英国に友達はいなかったとのことです。ソンダースのまとめとしては、ビジターとの出会いを調節すべきだった、彼女は安らぎを得たし、身内への長い手紙は遺族にとって大きな意味を持ったであろう、ということでした。

症例は酷似していますが、まとめはかなり異なるのではないでしょうか。柏木先生は、あくまでも医療者の技能に還元されるコメントをされますが、ソンダースはどのようにチームを活用するか、さらには遺族への文書の効用に注目しています。これは、チョチノフのディグニティセラピーに通じるものと思います。

これは「はっきりわからなかった」というのが正直なところですが、しかるべきタイミングを待つということでしょうか。これもかなり普遍的なことではあります。

6）耐える力

7）引き受ける力　spiritualty

前にも少し触れましたが、柏木先生は、「引き受ける力」において「バチが当たったのではないか？」と苦しむ女性を提示され、「バチは魂に当たるものであり、バチを当てるものは神か仏か超自然的なものだ」とされましたので、これは「宗教的な力」ということになります。実際、その女性は洗礼を受けて平穏を得られています。

一方、ソンダースはこのような苦悩を「スピリチュアルペイン」と呼び、1988年、70歳のときにそれをタイトルにした論文を発表しています。彼女によれば、スピリチュアルペインの本質は「無意味」です。

からだの痛みやその他の症状を軽減すべく私たちは一生懸命になりうまくそれを成し遂げた一方、スピリチュアルペインも同じ仕方で取り組み解決すべきだと信じるよう誘い込まれたのではないだろうか。非現実的な恐怖は、説明を受けて時に消失するだろうが、多くの苦悩は持ちこたえられなければならない。その痛み自体が、解決ないし新しい見方に導くかもしれないからだ。ヨブ（ウズの地の族長で神の試練に耐えた正義の人）にそれが訪れたように。

結論は、こうです。

身体的ニードに対するケアが、ことばにならないスピリチュアルペインに対して私たちが提供できるすべてなのかもしれないが、患者が最終的に死のもうひとつの側の真実に直面するとき、それで充分なのかもしれない。

ところで、この論文は、旧約聖書の『ヨブ記』とV・フランクルの『夜と霧』に大きくよっていますので、それについて補足しておきましょう。

まず、ヨブは、旧約聖書に収められている『ヨブ記』の主人公。それは、がん患者であれば誰もが問う「なぜ自分がこんな目にあわねばならないのか？」という根源的な問いと、それに対する回答を２５００年ほど前にすでに提示したことで知られています。概略はこんなところです。

ヨブは、善人の見本みたいな人だった。しかし、サタンが、あいつは恵まれているからああしていられるだけで、家族や財産を奪ってやれば、きっと神に呪いのことばを吐くだろうと神に耳打ちする。それを試してみようと。そして実際、ヨブは、そういう目に合う。だが、一切不満を口にしなかった。『わたしは裸で母の胎を出た。また裸でかしこに帰ろう。主が与え、主が取られたのだ。主のみ名は誉むべきかな』と言うだけであった。そこで、サタンはヨブのからだをいやな腫物で覆い尽くす。ヨブはそれにも耐えるものの、見舞いに来た三人の友人の様子を見ると、信仰がぐらつく。すると友人たちは、罪のない人を神が罰するはずはないと、ヨブを非難し始める。ヨブはそれについて『自分は神に対して罪を犯したことがない』と反論し、最後には、神に対して『もしあるというのなら、私の罪は何なのか、それを教えてくれ』と挑む。結局、神がヨブの目の前に現れ、人間の分際で何をぬかすかと彼を一喝する。すると、ヨブは自分が神を疑ったことを悔い改め、神は神で、サタンの試しによく耐えたとヨブを誉め、もう一度、幸せにする。

つまり、ヨブ記は、悪いことなどしていないのになぜ自分だけがこんなつらい目にあわなければならないのかという疑問を持つ人たちに、一つの答えを提供しているわけです。すべては神の思し召しなのだと考え続けることが大切なのだと。しかし、それでは納得しない人もいます。

例えば、須山静夫は文学者として自分が尊敬する作家を探求する中で、フラナリー・オコナーを発見します。「なぜ自分は愛する人を失ったか、ではなく、そもそも何ゆえその人と出会えたのか、そのことの恩寵を考えよ」

ソンダースはこれについては、以下のようにまとめています。

チームがより経験を積んで自信を得たときにようやく、そのメンバーは、怒りやネガティヴな

感情の表出、そしてたびたびなされる「なぜ私が?」という質問を許容、ないし、ときには促進することさえもが容易になる。私たちが学ばねばならない聴き方とは、苦悩する人が本当の問題への道と、それに直面して対処する方法を見つけられるよう援助するものである。

次に『夜と霧』。彼女はそこから「わたしたちの戦いが楽観を許さないことは戦いの意味や尊さをいささかも貶めるものではない」(The hopelessness of our struggle did not detract from its dignity and meaning.) という文章を引用していますが、これは『夜と霧』第二段階収容所生活の終盤「医師、魂を教導する」からの引用です。

じゃがいも数キロを被収容者が盗み、その名を収容所当局に教えることを被収容者全員が拒んだために、２５００名が一日の絶食を課された日の夕方、居住棟の班長に促されてフランクルが話した内容です。どうしたら精神的な崩壊でつぎの犠牲者が出ることを未然に防げるか。

フランクルはまず、生存率は5パーセントと見積もっていますが、自分は希望を捨て、投げやりになる気はないと言ったようです。そして、未来が未定であること、苦渋に満ちた現在について語ったあとで、過去は暗い日々を今なお照らす光だと強調する。そして、引用部分はこうです。

> そしてこの真っ暗な居住棟でわたしの話に耳をすましている哀れな人びとに、ものごとを、わたしたちの状況の深刻さを直視して、なおかつ意気消沈することなく、わたしたちの戦いが楽観を許さないことは戦いの意味や尊さをいささかも貶めるものではないことをしっかりと意識して、勇気をもちつづけてほしい、と言った。わたしたちひとりひとりは、この困難なとき、そして多くにとっては最期の時が近づいている今このとき、だれかの促すようなまなざしに見下ろされている、とわたしは語った。だれかとは、友かもしれないし、妻かもしれない。生者かもしれないし、死者かもしれない。あるいは神かもしれない。そして、わたしたちを見下ろしている者は、失望させないでほしいと、惨めに苦しまないでほしいと、そうではなく誇りをもって苦しみ、死ぬことに目覚めてほしいと願っているのだ、と。
>
> （池田訳、１３９頁）

ソンダースは、これについて、以下のように書いています。

もしも苦悩からの出口がないのなら、苦悩する態度に責任を果たさなければならない。彼は、他者の人生の意味がどうあるべきかを誰も言うことはできないと信じている。各自が、記憶に蓄えられた達成を振り返るだけではなく、現在の自分に人生が問いかける質問を探さなければならないのである。

8）寛容な力　in many ways

ソンダースの寛容さは、その宗教性において明らかでしょう。

私たちは、あらゆる宗派のあらゆる立場の人々を受け入れ、私たち自身も特定の宗派や特定の立場はない。私たちは、神が訪れる道は一つしかないと強調するのではなく、多くの道を通って神は訪れると考える。

（Saunders, 1965b ／邦訳、121頁）

9）存在する力　be prepared to stay

ソンダースの「存在する力」は「私と共に目を覚ましていなさい」の共有でも明らかで

すが、このようなストレートな表現もなされています。

> たとえ私たちがいくら苦痛を軽減しようとも、患者が出来事に新しい意味を見出せるよういくら援助しようとも、私たちには、立ち止まらざるを得ず、実は無力なのだということを知る場所が必ずあるものです。実際、もしもその時点で、その事態を忘れて、見過ごすなら、とてもまずいことになります。もしも私たちがそれを覆い隠し、否認し、そして自分たちがいつも成功するのだと自らを欺いたなら、まずいのです。たとえ自分たちには絶対的に何もできないのだと感じた時でさえ、私たちはそこに留まる準備ができていなければなりません。
>
> （Saunders, 1965b／邦訳、119－120頁）

10）ユーモアの力　humor

ソンダースの「ユーモアの力」はあまり公開されていないようですが、以下のように、そもそも現実自体におかしみを見出しているところがあるのではないでしょうか。

現実とは、シリアスでありながら陽気でおかしいものです。結局、退屈などあり得ないのです。
(Saunders, 1965b／邦訳、119頁)

悲劇だと思っていた自分をあとで思い起こすと、喜劇以外の何物でもないというような感覚を絶えず現在において見出す力と言えるのかもしれません。また、「Spiritual Pain」という論考では、ユーモアということばも使われています。

遅かれ早かれ、死にゆく人々と働いている人誰もが、相手の忍耐、勇気、そしてユーモアに出会うとき、自分たちが相手に与えているものよりも多くのものを自分たちが受け取っていることに気づく。私たちは、共有する信念をも認識しつつ、二人の人間を超越したところから現れ出る何かを可能にする恩恵があるのだと言わなければならない。

*

柏木先生が唱える「10の人間力」を、ソンダースの文献上に辿ってみたわけですが、やはりソンダースは、個人の力よりも集団の力を期待していたのではないでしょうか（特に「理解する力」で具体的に読み取れるように）。もちろん、個人の力は別の教育者が担っていたということも現実にはあるのかもしれません。とすると、それはそれで、英国と日本の文化的な差に関連しているのかもしれません。

第２章付記

本章は、私が２０１９年８月３日に札幌エルプラザにて行った講演の記録である。「ひょうたんから駒」の拙い講演であるが、私にとっては、柏木先生と前野先生の師弟愛に対する敬意でもある。漱石とその弟子のような。

一方、私はソンダースに師事するどころかお会いしたことも、セント・クリストファーを訪問したことさえない人間だ。これからも行かないと思う。こういうのは師弟関係に対して「私淑」と言う。森鷗外とそのフォロワーのようなものかもしれない。

「トータルペイン」の提唱者であり、１９６７年に世界で初めてロンドンに近代ホスピスを開設した緩和ケア医であるソンダースに私が興味を持ったのは、この「トータルペイン」がよくわからず、彼女の論文集を翻訳しだしたことにある。実際、彼女の論文集が翻訳されていなかったこと自体が、日本の緩和医療の方向性を端的に示していると思う。フロイトの論文集が訳されることなく精神療法が始まることなど想像できる人はいない——フロイトに同意するのであれ反論するのであれ。

参考文献

Charon, R. (2019) personal communication.

Frankl, V.E. (1947) Ein Psychologe erlebt das Konzentrationslager. Verlag für Jugend und Volk, Wien/ Frankl, V.E. Man’s

Search for Meaning. Simon and Schuster, New York, 1959（池田香代子訳）『夜と霧』みすず書房、2002
Glück, L. (1994) Proofs & Theories: Essays on poetry. The Ecco Press.
Jobs「ヨブ記」
Mayeroff, M. (1971) On Caring. Harper & Row.（田村真・向野宣之訳）『ケアの本質：生きることの意味』ゆみる出版、1987
Saunders, C. (1959) Mental distress in the dying. Nursing Times (30 October), 1067–1069「死にゆく人の精神的苦痛」
Saunders, C. (1961) Terminal illness. Proceedings of Health Congress, Royal Society of Health, Symposium on 'Teaching, an Aspect of Home Care', Blackpool 24-28 April. London: Royal Society of Health, 112–14
Saunders, C. (1964) The symptomatic treatment of incurable malignant disease. Prescribers' Journal. 4 (4). October, 68–73「治療困難な悪性疾患の症状管理」
Saunders, C. (1965a) Telling Patients. District Nursing. September:149-154.「患者に言うこと」
Saunders, C. (1965b) Watch with me. Nursing Times (26 November), 1615-1617.「私と共に目を覚ましていなさい」
Saunders, C. (1965c) 'The Last Stages of Life'. American Journal of Nursing, 65 (3), 70–75「人生最期のとき」
Saunders, C. (1974a) 'A Place to Die'. Crux, 11 (3), 24–27
Saunders, C. (1974b) Faith. The Guildford Lectures. pp. 1–7
Saunders, C. (1988) 'Spiritual pain'. Journal of Palliative Care, 4 (3), 29–32（『みんなのスピリチュアリティ』に詳細な解説収録）
White, M. and Epston, D. (1990) Narrative Means to Therapeutic Ends. W. W. Norton, New York.（小森康永訳）『物語としての家族』金剛出版、1992 / 2017

第3章

シシリー・ソンダースの「ことば」

1

印象に残った柏木先生のことば

まずは、柏木先生の講演で印象に残ったことばから始めましょう。

11月の講演では、前半にソンダースのケアの哲学やコツ、さらには死生観を表すことばが紹介され、後半ではオリジナルである「矢先症候群」や「引っ張り症候群」「二つの門を開ける」こと、さらには「散らす人生」など感慨深いお話が聞けました。そして、私にとっていちばん興味深かったのは「感性の三要素」でした。

柏木先生は、いのちの無限性について語るのに、40歳の重度心身障害者の息子さんを亡くして悲嘆にくれた両親が、空の旅で客室乗務員から「窓際の方にもお一つどうぞ」と陰膳をさりげなく用意されたというエピソードを使われました。そして脇道に逸れるかのように「感性の三要素」を紹介されたわけです。

「気づき、感動、そして行動と、ここまでこないと、感性は完成しない」と。

私もこれに似たことを書いたことがあります。『ナラティブ・メディスン入門』の第5章「患者の身体を読む」で、感性の素晴らしい看護師が小児科病棟でどんなふうに子どもを励ましたかというエピソードです。それは、シンガー・ソングライターのナタリー・マーチャントによって記録されたものです。

ウディ・ガスリーはハンチントン病で亡くなったので、彼の遺族によってその治療研究基金のための協会が設立されました。私はある年、その慈善晩餐会で、その年のアワードを授与する役をまかされました。受賞者は、ハンチントン病を引き起こす遺伝子を同定した研究者でしたが、受賞スピーチで彼はこう話しました。「近代医学の進歩にも拘らず、治癒過程にはまだまだ神秘的で強力なところがあって、誰もそれを理解できないし測定することさえできない。見たところ絶望的な患者が何年も生き残るかと思えば、ずっと軽い病気であるはずの患者が数ヶ月で命を落とすのを見てきた」と。彼は、愛情とか笑いとか音楽がなぜ癒しの力を持っているのか誰も説明できないのに、実際にその力があるとも言いました。そして、私の“Wonder”の歌詞を引用したのです。それが、病気の子どものベッドサイドにテープで留めてあるのを見たと。

彼の働いていた子ども病院の看護師が「それはその子の応援歌なの」と言ったそうです。私は、彼の返礼にぼう然として、彼の発言にこころを強く動かされました。そんなに役立つことができて、私はとても幸せでした。

（Merchant, 2005／拙訳）

ドクターたちがやって来る
遠い町から
私を見に
ベッドサイドでは
見ているものが信じられない
私は驚異だって
神の創造だって
見たところ　彼らには
説明できない

（http://www.nataliemerchant.com/r/tigerlily/lyrics/wonder）

看護師は、この歌詞をベッドサイドに貼りつけることで、子どもを励ましました。先ほどの「気づき、感動、そして行動」という流れで言えば、看護師は、この歌詞に登場する子どもと、目の前にいる自分の患者の共通点に気づき、それに感動し、その歌詞をベッドサイドに貼ったわけです。

このような〝創造的看護〟は、おそらく看護のテキストでは奨励されていないのではないでしょうか。でもおそらくこの看護師にとっては、そうしないことこそ不自然であったのではないかと思います。

ここで思うのは、やはりこの「ワンダー」という楽曲の持つ力です。実際、この曲は、スーパーでふと耳にしたある女性に同名の小説を書かせ、それは世界中でミリオンセラーになりました。これも行動まで進んで感性が完成した例ということになるでしょうか。

柏木先生がＣＭについての感性について語られる中で、ネスカフェを翌日買いに行かれなかったのは、柏木先生の感性のせいなのか、ネスカフェの予想されるクオリティのせいなのか、さあ、どちらなのでしょう。

これには、もう少し続きがあります。おとといい気がついたんです。この感性の三要素というのは、ナラティヴ・メディスン（以下、ＮＭ）の「物語能力」にはまるということ。リタ・シャロンは、「病いの物語を認識し、吸収し、解釈し、それに心動かされて行動する」（Charon, 2006／邦訳、vii頁）ために必要とされる物語能力が高まるよう働きかけるのがＮＭだと書いているのです。ここでは四つの要素があるわけですが、解釈が置かれることで、それを学習しやすくしているように思えます。結局、ＮＭというのは「感性を育てる」ことなのでしょう。

さて、今日のテーマは「ソンダースのことば」としましたが、一つお断りしておきたいことがあります。と言いますのは、これまでは柏木先生のされたお話をソンダースならどう語るかという観点でお話をさせてもらいましたが、今回は、ソンダースが「ことばをどうとらえ、どのようにケアに生かしたのか」ということを話そうと思います。

2　ソンダースは詩人か

まずは、私がソンダースを詩人だと直感したエピソードから始めましょう。１０４ページの図11は、１９７８年に刊行されたソンダース初の緩和ケアテキストの中のトータルペインを表したものです。これを見て私は、これは図ではなく詩（１４１ページ註１）だと思いました。感性による「気づき」ですね。もちろん、こんなことをする人はただ者ではないと「感動」さえしました。そして、それが引き金になって、彼女の論文集を翻訳し始めたわけですから、「行動」まで進んで、私の感性は完成したわけです。

もちろん、そこで終われば、今日の話は、また違ったものとなったでしょう。ソンダース詩人説が、今日のお話として形を成すのは、四元康祐という詩人の『谷川俊太郎学』という本を読み始めたときです。谷川詩学の基本構造を示す１０５ページの図12に衝撃を受けました。この図は、谷川の第三詩集『愛について』の章立てからインスピレーションを

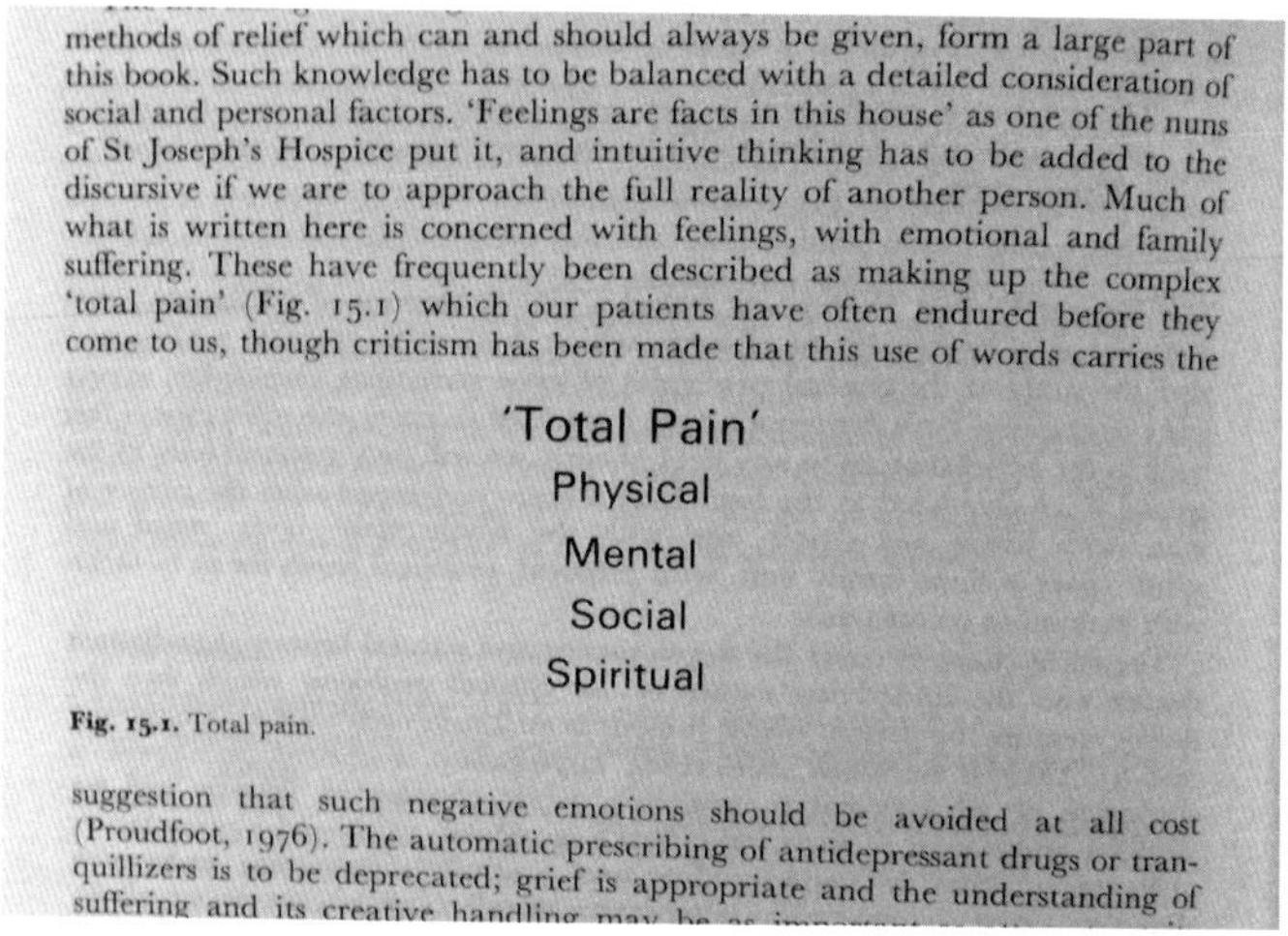

methods of relief which can and should always be given, form a large part of this book. Such knowledge has to be balanced with a detailed consideration of social and personal factors. 'Feelings are facts in this house' as one of the nuns of St Joseph's Hospice put it, and intuitive thinking has to be added to the discursive if we are to approach the full reality of another person. Much of what is written here is concerned with feelings, with emotional and family suffering. These have frequently been described as making up the complex 'total pain' (Fig. 15.1) which our patients have often endured before they come to us, though criticism has been made that this use of words carries the

'Total Pain'
Physical
Mental
Social
Spiritual

Fig. 15.1. Total pain.

suggestion that such negative emotions should be avoided at all cost (Proudfoot, 1976). The automatic prescribing of antidepressant drugs or tranquillizers is to be deprecated; grief is appropriate and the understanding of suffering and its creative handling

図11 ｜ソンダースは詩人?（Saunders, 1978）

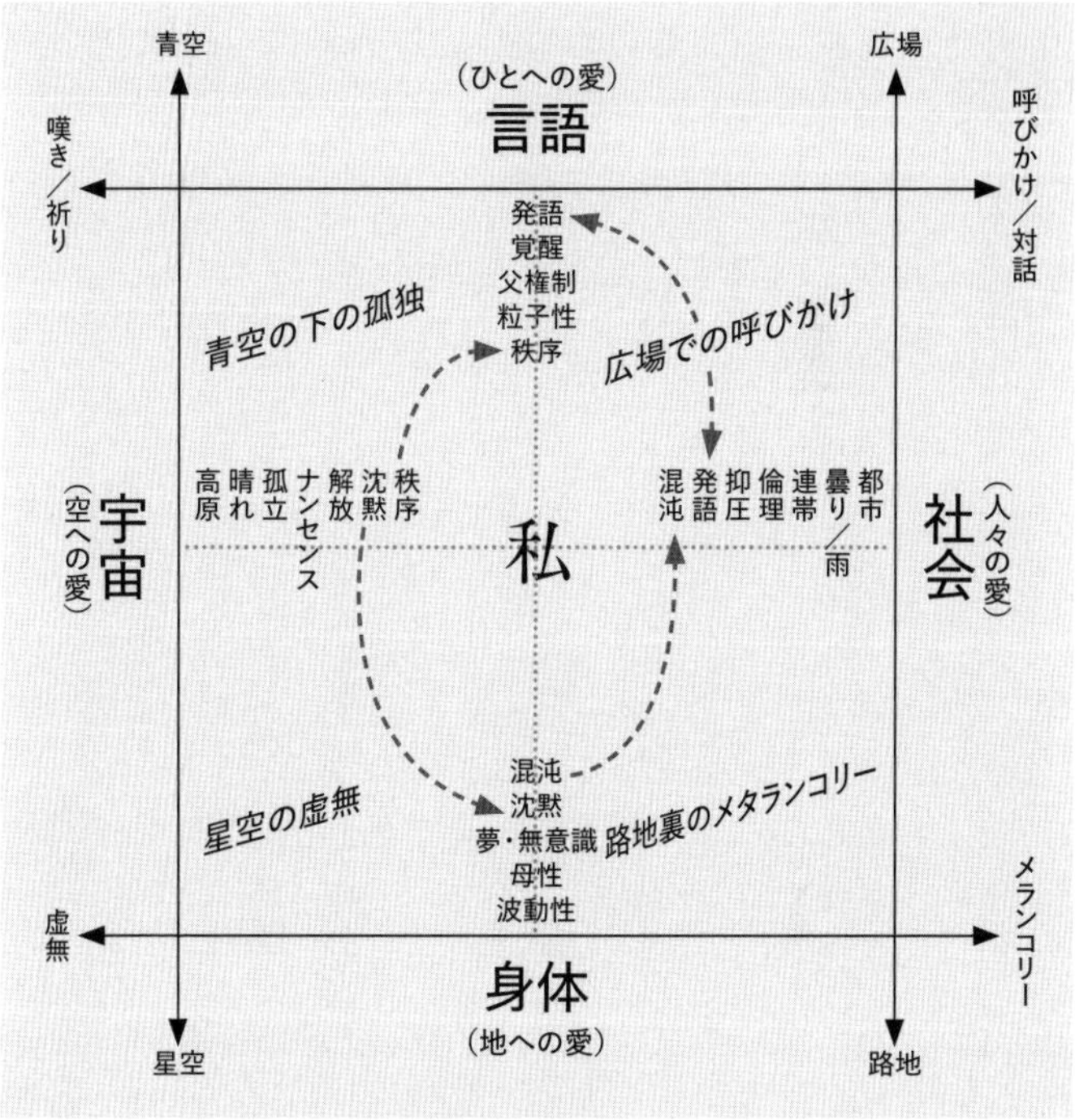

図 12 ｜谷川詩学の基本構造（四元、2011）

得て作られています。その章立てとは、「空」「地」「ひと」「人々」の四つで、谷川が思春期から大人になる過程での愛の対象が、自然からだんだんと複雑な人間生活の営みに向けて、四つに分類されています。

あるインタビューで、谷川は、「日常のむずかしい人間体験を腑に落ちさせようとしながら詩を書いているうちに、自然とこういう愛の全体図ができたわけですか？」と問われて、肯定しています（谷川・山田、２０１０／１２０頁）。

要約すると、「空」は宇宙にもつながる美しい自然であるけれど、時には背後に虚無をかかえた敵としても考えられていました。「地」は生命を生み出す自然であり、その「地」の中から一人の「ひと」があらわれて、次にその「ひと」を通して知った他者の生活世界である「人々」が意識されてくるというものです。

この谷川俊太郎の詩学の基本構造を示した図では、四つの辺が、その四つの愛によって示されています。

さて、今回のテーマは、ソンダースにおけることばということですが、私は、先ほどお見せした谷川詩学の図をわずかな修正でもってソンダース詩学の基本構造を示すものにできると思いました。例えば、縦軸は〈言語・心―体〉に、横軸は〈スピリチュアリティ―コミュニティ〉に座標を修正する。しかし、四つの軸にいわば回転を付与しているものは何か、これはなかなか思いつきませんが、それでも〈スピリチュアリティ〉の晴天が縦軸にそって「神」と「実存」に、〈言語・心〉が「呼びかけ」と「対話」に分離することくらいはわかります。もちろん、〈社会〉が分かたれる「広場」と「路地」とは何か、思案のしどころでしょう。

次に、ソンダースの主要論考をこの座標に位置づけてみました（１０９ページ図13）。例えば「ある患者」(1961) は、実存に首をつっこむ一方、神との対話が基底にあります。「患者に言うこと」(1965a) はスピリチュアリティの側にあって、縦の線にそって発語と沈黙の間を揺れ動いています。また、「私と共に目を覚ましていなさい」(1965b) は言語、身体の双方を通してコミュニティへと繋がっていきます。さらに「声なき人のための声」(2003) では、社会に向けての発言が明らかになっています。

今日、お話しできるのはこのくらいですが、その詳細は、いつか刊行されるであろう『シシリー・ソンダース、沈黙を推敲する』という拙著をお読みいただければと思います。

例えば「テンプルトン賞受賞スピーチ」(1981)、「よい死に方」(1984)、「ホスピス・宗教と科学の出会う場所」(1989)などの言語本位的論考群は、身体性から混沌のエネルギーを吸い上げながら、いかにしてスピリチュアリティと社会をつなぐのか？　「死ぬための場所」(1973)、「スピリチュアルペイン」(1988)、「なぜ私は死の床にテレビカメラを歓迎するのか」(1998)、などの治療者本位的論考群が、祈りから袈裟がけに座標を横切り追いつめられてゆく先に何があるのか？　といった問いについて考えていくことになります。

では、「ソンダース詩学の基本構造」にて、ソンダースの志向性の変化が彼女のことばをどのように展開させるのかを見ていくことにしましょう。

１）スピリチュアリティ

ソンダースの『ある患者』は１９６１年に刊行されていますが、ソンダースがその患者と関わりだしたのは、１９５４年の医学生時代です。そして、その基調をなすのは、何よりも「神への愛」だったと思います。冒頭には、こう書かれています。

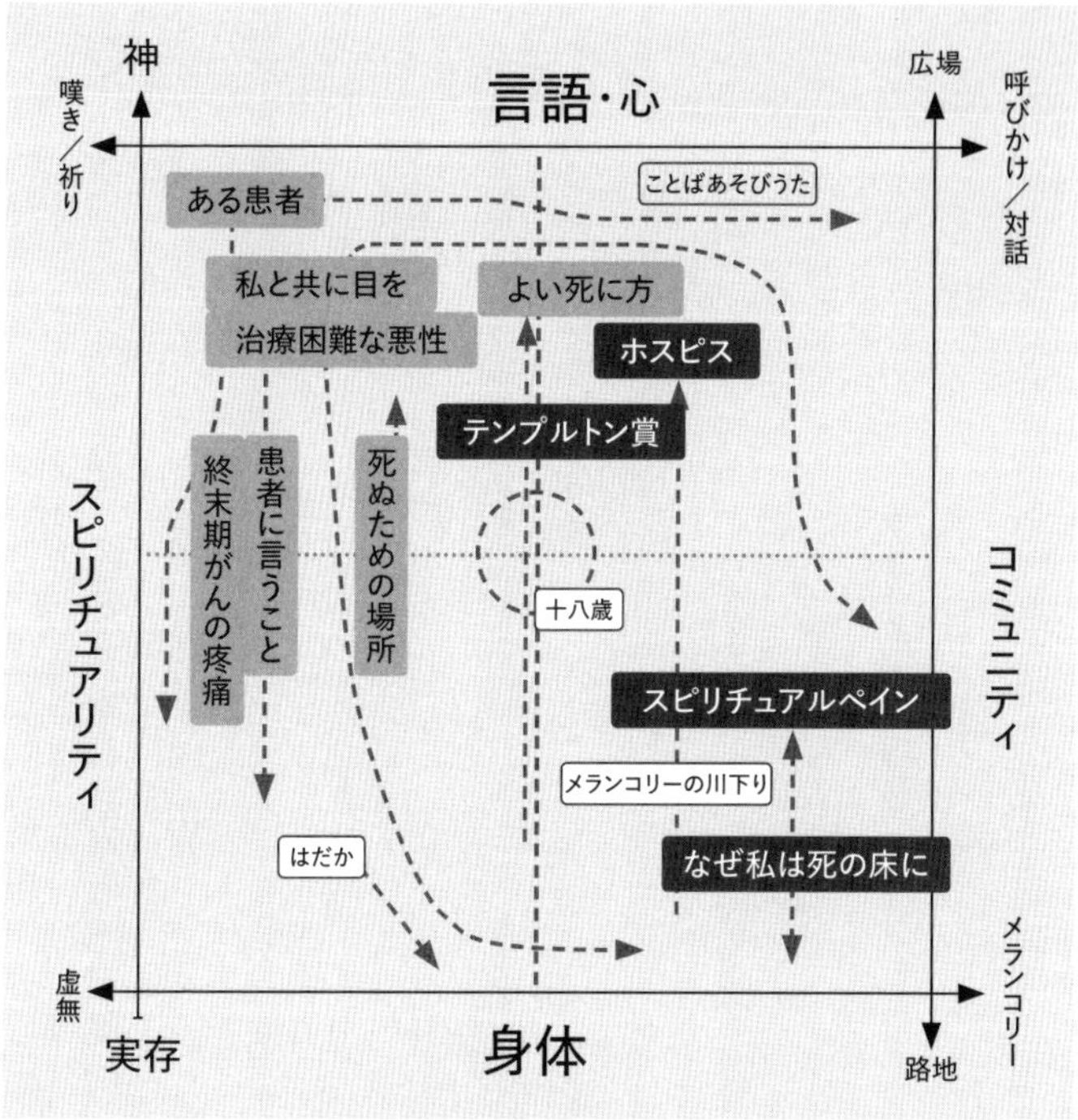

図 13 ｜ソンダースの主要論考分布図（四元、2014を修正）

1954年の7月、夕べの祈りでチャプレンから伝言があった。盲目の入院患者が、本を読んでくれる人を求めている、と。私は当時、救急外来の怠惰な医学生で、医療系学士をふたつ取っても物にできずに浪費した後だったので、再び患者に会えることに望みを抱いた。そして出かけて行き、彼女を発見した。G夫人は33歳で、1953年の9月に突然、横断性脊髄炎になり入院となっていた。しかし、11月にはほとんど完全に回復し、リハビリ病棟に転棟となった。ところが、たった3週間で重篤な再燃が起こった。さらなる回復と再燃が翌年の4月に重なり、半盲を伴う重症の視神経炎と完全痙性対麻痺、そして腕もかなり運動機能が障害され、感覚の多くを失っていた。診断はデビック病とされた。

（Saunders, 1961, p.394／邦訳、66頁）

本文では、宗教的でもなかったG夫人にソンダースが聖書を読み聞かせる中で彼女に宗教心が芽生えていくさまが描かれています。それは、ある日（ロンドン・フラワー・ギフト・ミッションのビジターから贈られた）ラヴェンダー・バッグに添えられた文章を読んでくれないかと、G夫人が言ったことで始まります。そこにはこう書いてあったのです。

イエスは再び言われた。「わたしは世の光である。わたしに従う者は暗闇の中を歩かず、命の光を持つ。

（ヨハネによる福音書8・12　新共同訳〈新〉180頁）

メッセージは、彼女が眠っているあいだに置かれていたので、ビジターは彼女がほとんど盲目であることを知りませんでした。G夫人は、こう言いました。

「私の暗闇のことを言っているわけではないとはわかっているけど、一瞬、自分がもう一度目が見えるようになることを意味しているのかと思ったわ。でも、それについて話してくださる？　暗闇というのはどこから来るの？」

そこで、二人は詩篇を読み始めます。ソンダースは彼女に、朝夕に読むための聖書をプレゼントし、ソンダースが朝に朗読をして、二人でそれについて話し合い、夜に看護師が毛布の端をマットレスの下にたくし込む際に、残りを読むのが習慣となります。G夫人は、こう言いました。

「聖書を読んでそこに救いを求める人もいれば、教会に行ってそこで救いを見つける人もいるけ

れど、主は私には違った扱いをするのよ。主は人を私のところによこすの」

これはソンダースによって何度も講演や論文で引用されることになります。それはまさに、G夫人が見つけたユニークな信仰だ、とされています。最終節には、こうあります。

「結局、G夫人を持ちこたえさせたものは、初めからそこにあった彼女自身の魂と決断力、そして何年かのあいだに育まれた彼女の神への偉大ではあれシンプルな信仰であった。彼女はかなりうまく戦い抜き、信仰を見つけて、それを維持したのだった」

当時のソンダースの信仰、つまり神のことば、その意味への志向性は明らかだと言えましょう。

ところで、ソンダースは、このように患者のことばをさまざまな目的でとても巧みに引用します。何のためでしょう？　よりよい緩和ケアを実現するためですね。緩和ケア従事者は彼女の紹介する患者のことばを聞いて、自分はまだまだ彼女のように患者の話を聴けてはいないことを実感します。そして、彼女のようになりたいと思うのではないでしょうか。つまり、ソンダースは患者のことばを巧みに引用することで、緩和ケア従事者を動かすのです。

ちなみに、「詩人」とは何でしょう？　ショパンは「ピアノの詩人」と呼ばれています。これはどういう意味なのか、私は以前から不思議でした。ショパンはピアノを習っている女性に最も好かれます。彼女たちはとても楽しそうにショパンを弾き、それ以外の作曲家にあまり興味がない人も、少なくありません。ある患者さんになぜショパンを弾くのかと訊ねたら、「いちばん弾き映えがするから」という答えが返ってきました。そう考えると、詩人とはもしかしたら、人を動かす者かもしれません。ピアノを弾く気にさせるから、ショパンがピアノの詩人なのだとすれば、ソンダースは緩和ケアに精進させるから、緩和ケアの詩人と言えるかもしれません。

２）からだへの志向性

「患者に言うこと」は、前回取り上げた１９６５年の論考ですが、そこで報告されているＤ夫人は、ソンダースが２か月ほどかけて身体的苦痛を緩和した人であり、その雰囲気の中でこそ、D夫人は自分自身の考えをまとめ、答えが必要な問い（夫と余命について話し合うべきかどうか）を声にすることができたとされています。その2か月という身体的ケアがなければ、二人の絶妙なやり取りは生まれなかったというわけです。つまり、コミュニケーションスキルの問題ではないわけです。最終段落を読んでみましょう。

> 私たちのことばにならない堅実さは、彼らが自身で道を見つけるのを援助するだろう。これは、独善的な言明だとか一般的ルールが適用される状況ではない。生と死に対する信頼と信仰は、二つの異なる態度ではなく、同じ態度の異なる側面である。死の切迫について意識していない人も、死の準備は整うものである。からだにはそれ自体の智恵がある。
>
> （Saunders, 1965a, p150／邦訳、154頁）

ここで特に興味深いのは、「私たちのことばにならない堅実さは彼らが自身で道を見つけるのを援助するだろう」でしょう。

「ことばにならない堅実さ」(Silent steadiness）とは、手堅い身体的ケアであり、その場に求められる沈黙のことでしょう。では、「生と死に対する信頼と信仰は、二つの異なる態度ではなく、同じ態度の異なる側面である」とは、どういうことでしょう。信頼とは身体的ケアに対する信頼であろうし、信仰とはスピリチュアルケアのことでしょう。

それが同じ態度の異なる側面だと言えるのはなぜか。「からだにはそれ自体の智恵がある」からです。ここでからだと沈黙が重なるわけです。こんなにも深い話をソンダースはわずか10頁の1例報告で私たちに伝えています。ここで強調されているのは、沈黙の重要性です。この時期は、信頼と信仰に比べたら、ことばなど取るに足らないと言っているかのようですが、さて、どうでしょう。

3）ひとへの志向性

ここまで見てきたのは、端的に言えば、患者とともに神に祈ることば、そしてからだをケアすることで不要になることばというものでした。では、ここで、もう一度、ソンダースがホスピスケアを決意することになったきっかけである、デイヴィッド・タスマとの関わりを、今度は彼女の詩を通して考えてみましょう。これは「ホスピス」という１９８９年の論考に収められている、簡単に手に入る彼女の唯一の詩です。「はじまり」というタイトルがついています。詩としての完成度については、みなさんがご判断ください。

はじまり――デイヴィッド・タスマに捧ぐ

まだ四十で
遺していく人もなく、
何も成さない　善かれ悪しかれ
世の中に記憶されるほど。
一枚の葉が　川を流れ
二度と戻らぬ、
跡も残さず。

誰かが話を聴きにくる
だから話が湧いてくる。
思い出すのは　ワルシャワの子ども時代
ラビの祖父、
ベッドに僕を呼び寄せ
話をさせる　夜遅くまで
神の御業を探す。
何故だか、
その何年かで
僕は神の御心をすべて失くして
もちろん自分自身も見つからない。

多忙な病棟
そこで僕は　いのちを終える

でも友達がいる
あたまとこころを差し出す人。
開窓
そして、やさしく、父なる神が
僕を家に呼び寄せる。
ようやく今こそ　僕がはじまる。

だから僕は　窓を残す。
誰かがそこから見渡して
きっと見つける
自分自身のはじまりを？

そもそもなぜ、詩を書くのでしょう。どうして行為だけでは足りないのか？　ここには、臨床における省察の問題があると思います。詩でなくてもよいのですが、何らかの文章を書くことによって、省察が可能になるわけです。臨床で働く人間は、絶えず自らの行為を振り返る必要に迫られます。その必要を感じないのであれば、ただのやりっ放しということになります。

薬などの治療効果は大雑把に還元される細かい数値で提示できるかもしれませんが、現場での精緻な所作は、自らの省察以外に、それを再現・再考するものはありません。

一方、昔から、がん医療、特にホスピス・緩和ケア領域におけるバーンアウトの問題が指摘されています。これを予防するためにも、チーム医療は必須でした。

この二つの問題に同時に対応できるのが、現在なら、ナラティヴ・オンコロジー（小森・岸本、２０１４）でしょう。それと同じ試みであったと思われるのが、ソンダースたちが気の置けない同僚たちと続けていたポエトリー・ワークショップでした。

彼女の詩「はじまり」もそこで生まれました。この詩では、「僕」がタスマであり、「友達」がソンダースです。ここでは、ソンダースが、あたまとこころを差し出す中、父なる神から家に呼び寄せられるタスマの姿が描かれています。つまり、彼女はここで、タスマを書き手とする一人称を採用して、自分のそのときの行為の意味を省察しているわけです。

第1節に説明は不要でしょう。第2節冒頭2行がこの詩のテーマです。対話の重要性ですね。そして、〈ひとへの志向性〉という動機が具体的にかつ対照的に描かれていきます。第2節のエピソードは、タスマが祖父の枕元へ呼び寄せられ、話をさせられるというものであり、神も自分も見つかりません。一方、第3節では、ソンダースがベッドサイドに来てくれて、あたまとからだを差し出してくれる。だから、窓が開いて、神がタスマを呼び寄せることになるわけです。そして、第4節、タスマの残した窓を通して、人々があとに続くことになります。これは次の〈人々への志向性〉でしょうか。

4）人々への志向性

「治療困難な悪性疾患の症状管理」は、セント・クリストファー開設前にソンダースが仲間と最も希望に溢れていた頃に書かれました。「トータルペイン」という概念を初めて提示したことで知られるものですが、同時に、それは素っ気ないほど医学的な体裁になっています。各節も「疼痛」「食欲不振、悪心、そして嘔吐」「呼吸困難」「不安、抑うつ、そして混乱」「不眠」。それまでとはうって変わって、症状名が羅列されただけのものです。第1節の冒頭で、彼女はこう語ります。

> 疼痛を描写しようと試みる患者は、「私のどこもかしこもが悪いみたいなんです」ということばを使い、他の症状について語るだけでなく、自分たちの心のつらさや社会的ないしスピリチュアルな問題に関する描写もそこに含めるのである。この「トータルペイン」のほとんどは、鎮痛剤なしでも消すことができる。同時に、体の症状に対して注意を払うことにより多くの不安や抑うつを軽減することができる。
>
> (Saunders, 1964, p. 68／邦訳、70－71頁)

「この「トータルペイン」のほとんどは、鎮痛剤なしでも消すことができる」

この一文には、いつ読んでもドキリとします。これは、明らかにコミュニティ、つまり彼女の仲間内のことばではなく、その外に向けられたことばではないでしょうか。宗教的基盤に立った医療というだけなら、彼女の仕事はこれほど多くの反響を生まなかったでしょう。宗教的コミュニティの内から外へ彼女の仕事が知られる際、そこにはどんなことばがあったのか。

　そのあたりの事情を説明するのが「声なき人のための声」（2003）と題された論考です。ここでは、まず、何度も繰り返し語られてきたタスマのことがいつもとは少し違った感じで語られています。

> デイヴィッド・タスマと出会ったとき、私はレディ・アルモナー（医療ソーシャルワーカー）であった。彼は、ワルシャワのゲットーの出身で、１９４７年の夏に私が働いていた大きな教育病院の患者だった。彼が姑息的手術しか受けられず、再発に直面していることも知りつつ、私は退院後も、そして数か月後にターミナルケアのために別の病院に入院しているあいだも、連絡を絶やさなかった。続く二か月のあいだ、事実上、私は彼の唯一の面会者であった。そして、関係が深まる中、私は彼と、彼のニードにもっと適した場所を設立する可能性について語り合った（当時、彼は60床の忙しい外科病棟の一患者であった）。
> 　そのニードは、よりよい症状コントロールだけではなく、連帯感のある人生の充足感を得る機会を求めてもいた。彼は40の若さで外国で人生を終えようとしていたのである。５００ポン

ドの遺産を私に残すにあたって、彼は「僕は君のホームの窓になりたい」と言った。彼はこうして、近代ホスピスと緩和ケア運動の創始者になったのである。
また別の機会に、彼は「何かリラックスさせてくれるもの」を求めた。私は、暗唱できる詩編をいくつか繰り返していたが、代わりに別のものを読んであげようと言った。すると彼は「いらないよ。僕は唯一、君のあたまとこころの中にあるものが欲しいんだ」と言った。以前、彼は、自分は不可知論者になったと言っていたが、こう付け加えた。「僕は、君を喜ばせたい一心で、神を信じると言えるほど、君を好きなんだよ」。亡くなる前に彼は、最も理解のある病棟シスターに、自分は父親たちの信仰に戻ったと語った（彼の祖父はラビだったのである）。
彼の死後、私は、彼が霊の自由の中でやすらぎに向けて心穏やかな旅をしたことを強く確信していた。

（Saunders, 2003）

いつもとはどこが違うのか？　それは、この文章だけからではわかりにくいでしょう。これは今日、最初に紹介したG夫人とソンダースのエピソードを対比して、初めてわかるものだと思います。医師になる前のソンダースは、G夫人にもタスマにも、いわゆるスピリチュアルケアをしていたことになります。より正確に言うなら、宗教的アプローチです。G夫人はそれを受け入れ、タスマはそれを一旦拒絶します。これが大きな違いです。そこで、ソンダースがタスマはそのアプローチの失敗例だとするなら、何も生まれなかったはずです。

タスマの「僕が唯一欲しいのは、君のあたまとこころの中にあるものだ」ということばにおいて、人々は、男が女のからだ以外のすべてを欲したプラトニックな美しい物語を夢想します。それで十分なのでしょうか？　そのことばがタスマの口をついて出たのは、ソンダースがベッドサイドでタスマと語り合っているときに手持ちのことばが底をつき、暗唱できていない詩篇を彼女が聖書を開いて朗読しようとしたときです。それは「君のあたまとこころの中にあるもの」ではないから欲しくないと言ったわけです。

ならば、暗唱するとはどういうことでしょう。あたまの関与なくして自然に口をつくということです。口が覚えているということ。つまり、そこには明らかにからだの関与があるわけです。それをタスマは求めている。

「暗唱する」は英語で“I know the words by heart.”と言います。こころはどこにあるのでしょう。もちろん脳です。脳は、からだの一部。こころは、ドクドクと流れる真っ赤な血を介して、からだとつながってもいます。死にゆく人、タスマはそう簡単に清純というわけにはいかないと思います。

そして、タスマの次の一言、「僕は、君を喜ばせたい一心で、神を信じると言えるほど、君を好きなんだよ」が続いているわけです。ここに表れているのは、彼がソンダースとの関係の上に立って、宗教を再考してみる意思だったのではないでしょうか。ここまでの全体のやりとりによって、スピリチュアルケアを超えたトータルペインへ向かう道筋が用意されたのかもしれません。

この論文は、この後、タイトルに偽りなく、九つの患者のエピソードが（長いものは逐語録の形で）紹介されていきます。どれもソンダースがようやく世に出たばかりの携帯用テープレコーダーを毎日肩に下げて出かけて行ったホスピスで収録したものばかりです。このような話は、たくさんの写真と一緒に、多くの講義で提示されるわけです。

締めくくりは、話ができないどころか、手足も動かせないＴＨ氏という患者によって、ポッサムという初期のコミュニケーション機器を使って書かれた文章です（Holden, 1980）。

「耐える身で言うなら」というタイトルの論文で『ナーシング・タイムズ』(Nursing Times)に掲載されました。その中で、彼は以下のように、神経筋疾患やその他の重篤な疾患をかかえた患者のケアをする人々のヒントになるようなことを、たくさん記しています。

病院の中で、職業的訓練を受けていない唯一の人間が患者であるというのは、ばかげたことだ。

患者は、すべてのスタッフがどちらかと言えば特別な人ではあっても、普通の人間の感情を持ち、普通の反応をする人々であることを理解しなければならない。彼女たちは、とてもきつい仕事をこなし、安い給金で働き、私生活でも苦難を抱えている。すべての患者は自分たちが受けるケアに対して感謝しているが、その多くは、自分たち自身の行動がいかに彼女たち、およびすべての人々の幸福に貢献しているのかは理解していない。

患者は教育され得ると示唆するからといって、あからさまにかつ慎重に何かを目論んでいるわけではない。気の置けないおしゃべりは、多くのことを達成することができる。すべての患者が、日常的なルーチーンから当人の個人的治療や病態にわたるすべてのことがらについて、それが何なのか、なぜそうするのか、そして何のためにそうするのかを知る権利がある。しかし、自分自身を魅力のないものとするようなすべての卑劣なことがらを行う権利は持っていない。基本的なレッスンはシンプルなものだ。自己の利益となる最も偉大な行為は、できるかぎり無私の立場を貫くことである。

(Holden, 1980)

特に、末尾のソンダースのことばは忘れがたいものです。

これらの声に補足すべきことはほとんどない。それらは、私の記憶の中にこだましているし、人々が順に聴くべき側に回った世界中のたくさんの人々を刺激してきた。患者こそが、緩和ケアという今や専門領域として受け入れられた発展の創始者なのである。

(Saunders, 2003)

3

親がん患者の子どもたちのことば

ここまで、ソンダースの考えることばと沈黙についてお話ししてきました。彼女のことば自体が、「スピリチュアリティ」「身体」「心」「社会」という四つの次元によって大きく左右され発展してきたことを実感していただければと思います。

がんのホスピス・緩和ケアに限らず、医療を動かそうとするとき、患者さんや家族のことばを人々が共有することは、とても大切なことだと思います。その点では、ソンダースは詩人というより編集者と呼んだほうがいいのかもしれません。

一方、彼女が手をつけなかったホスピス・緩和ケア領域の仕事はまったくないかのように見えますが、やはり時代の制約というものがありました。手をつけられなかったものに、がんの家族教育と遺伝カウンセリングがあります。

最後に、中高生のためのがん教育の一環として今年度開催した「中高生夏休み読書感想文コンクール」の入賞作品を紹介しておきましょう。これはブライアン・フィースの『母のがん』（130ページ図14）を読んで、最も好きなページを一つ選び、その理由、それによって何を知ったのかなどをテーマに、中高生に原稿用紙2枚以内で書いてもらうものです。最もユニークだと思われた高校1年生男子の作品を紹介しましょう。

この本はブライアン・フィースさんというアメリカの作家の人が書いた本です。タイトルに母とあるように、これは筆者が実際に体験した話で、コミカルな絵で話をまとめているので重たい話でも読み進めることができます。なので、がんについてあまり知らない僕でも、しっかり読むことができました。

僕が一番印象に残ったのは72ページ（132ページ図15）です。このページには見出しにもあるように、「結局は誰の人生なのか?」という筆者の思いがあると思いました。僕は1ページすべてを使い、目立つように黒でベタ塗りされているこのページに興味を持ち、書いてある文章を何度も読み返しました。いままで経験したこともない痛みが自分のからだを蝕むと思うと、僕は耐えることができないと思います。

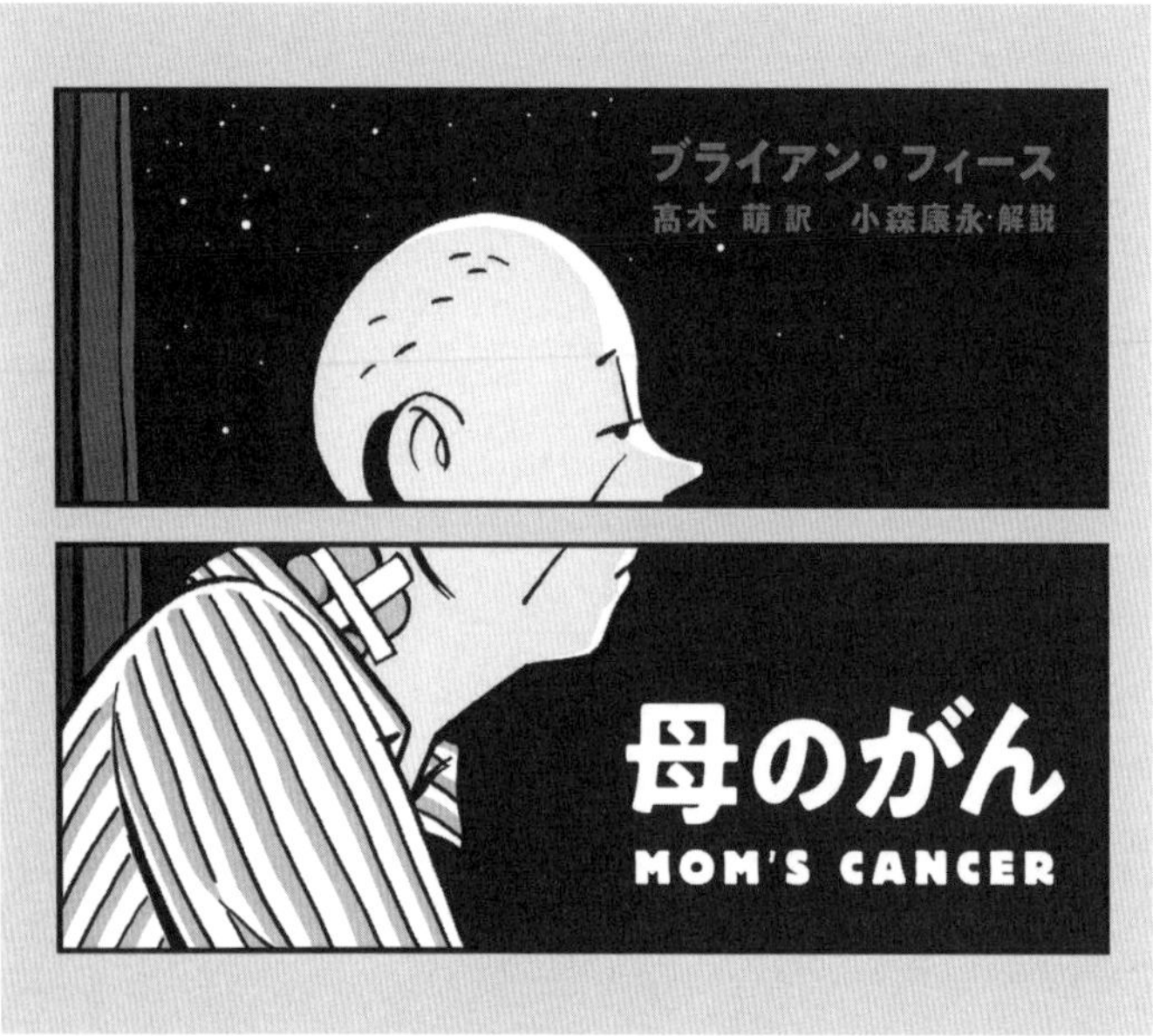

図 14｜『母のがん』

僕は学校のＯＰというプロジェクトに入っています。このプロジェクトは乳がんに関わるプロジェクトで、乳がんは早期発見でき、助かる確率も上がるということを広める等の活動をしています。僕は友人の勧めで入ったのですが、自分よりも年上の人たちと会議をするときに自分もこんな会議で発言できるんだと思い、その対等性に楽しみを見出して活動しています。

僕は日々日常に発見をすることが好きなのですが、72ページでも発見したことがあります。それは、筆者がこの絵に施している工夫です。まず、右足と左足の表情から工夫が見られます。片方は足の指に力を入れていることが指と指の間隔からわかります。もう片方は爪先を伸ばしているので足が一本の棒のようになっています。次に顔の表情を見ると、眉間に深いシワを寄せて歯を食いしばっています。痛みによる辛さが伝わってくるような絵だと思いました。

僕はこの本を読んで、家族ががんになったらどんな気持ちになるのかがわかりました。これからも自分を大切にしてくれている家族を自分も大切にしようと思います。がんは何人もの人に悲しみを与えるものですから。

続いて、高校3年生の女子のものです。

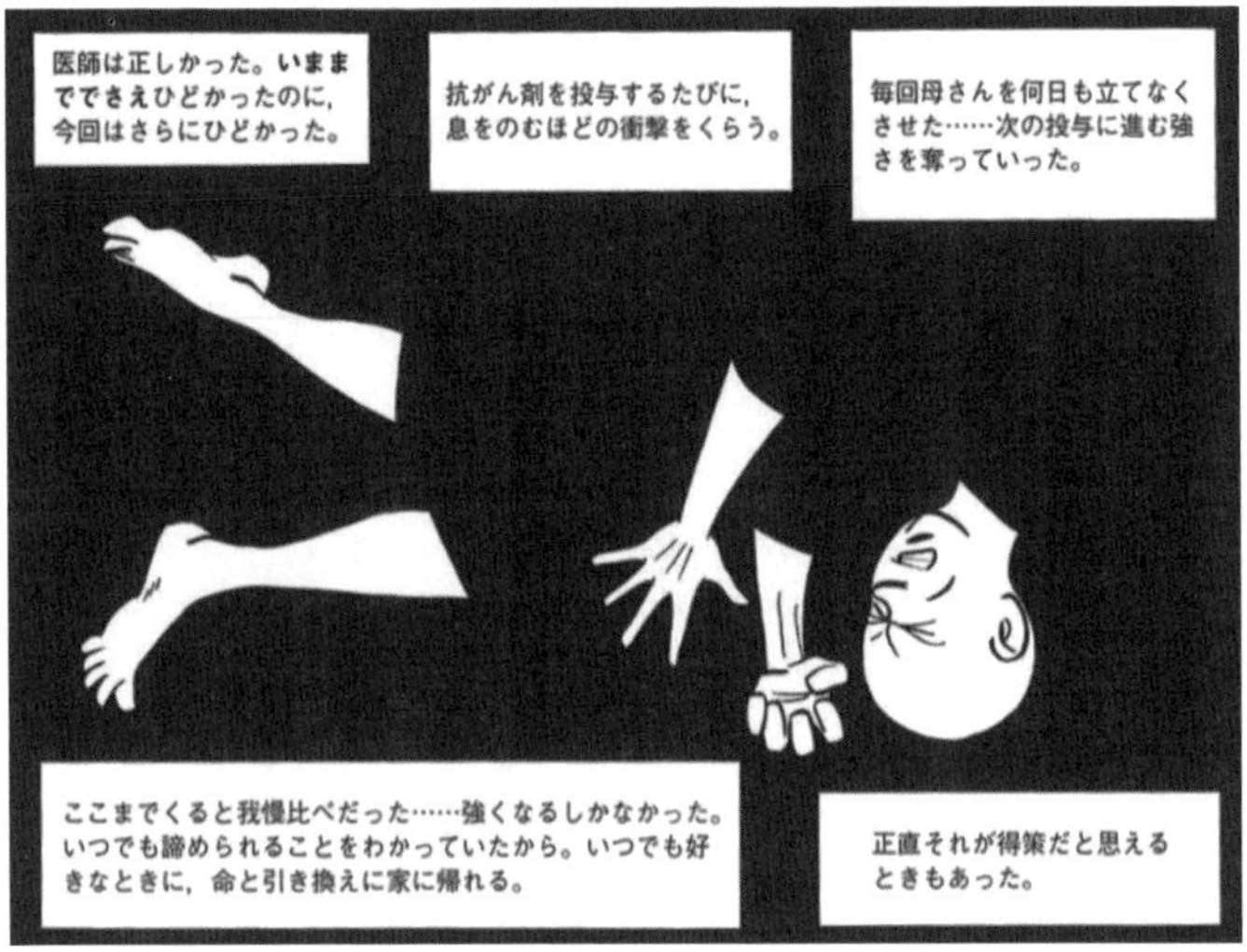

図15｜『母のがん』の72ページ

私が『母のがん』を読んで一番印象に残ったページは、「母さん」がさまざまな薬を飲み、その副作用に苦しんでいる様子を、一本の綱を渡ることで表しているシーンです。（同書の61ページ、本書の134ページ図16）

私の父はがんの治療中ですが、父が沢山の薬を飲んでいたり、薬の種類を変えて、症状や痛みなどを和らげようとしていたりするところを見ています。それほど患者さんにとって大切なものである投薬について、このような表現をしていることが、特に心に残りました。

作者はこのシーンについて、「母さん」の薬や治療に対する不安や恐ろしさの表現として綱の下にはワニがいたり、渡っている綱に火をつけられたりすることを描いています。これは、「母さん」の不安な心を表していると言えるでしょう。

「母さん」のセリフに「なんで目がぼやけるの?」とあります。どの薬を使うコトによって、どのような副作用が現れるのか、患者さんがわからない状態にさせるのはよくないと思いました。患者さんを治療する人は、絶対にそのリスクや副作用を説明する義務があると気づきました。

この本を通して、患者さんに寄りそうことの大切さを学びました。特に、不安を感じやす

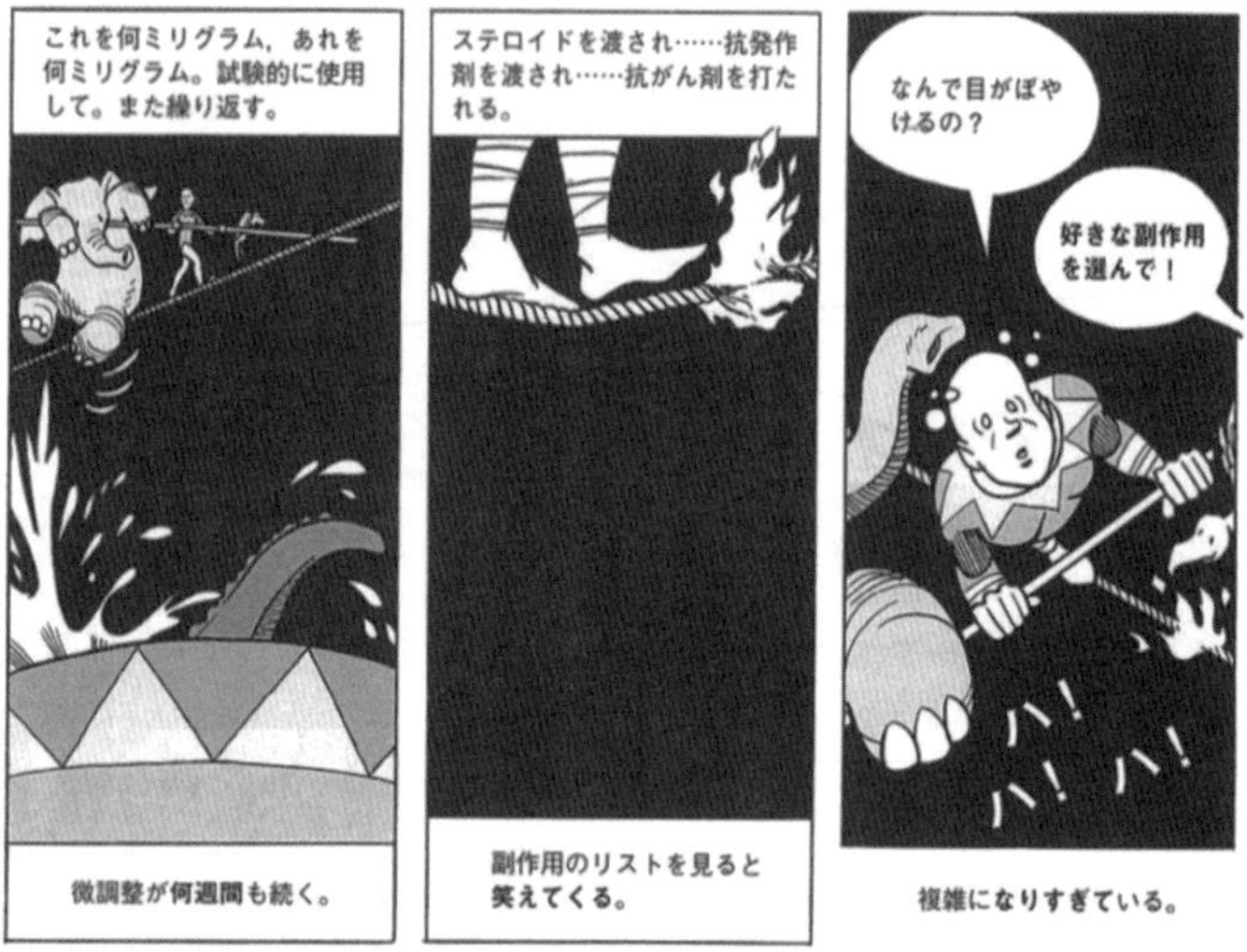

図16｜『母のがん』の61ページ

い「がん」という病気では絶対に欠かすことのできないものだと思います。「インフォームド・コンセント」ということばがありますが、患者さんの側もお互いにしっかりと情報を共有して、よりベストな治療方法へと進んでいくことが、理想の治療の形だと考えます。

読み終わったとき、「母さん」のがんが治ったので、「よかった」とほっとしました。ですが、その後、薬の副作用などが及ぼした影響により体が弱くなり亡くなってしまったことを知り、驚きました。がんをなくすために、患者さんの体に負担をかけることが、患者さん本人にとって最善の治療になるのか、本当にその治療は本人が望んでいることなのか、家族も本人の希望を聞きながら、病に立ち向かっていけるといいと思います。

最後に、中学1年生の女子です。

私が一番印象に残ったページは、41ページの「クリプトナイト」（136ページ図17）です。

本当に仲の良い家族でも、危機状況になると、衝突してしまうが、それは意見を言い合うことができる、良い機会だということが分かった。スーパーパワーを得るというのは、ストレス

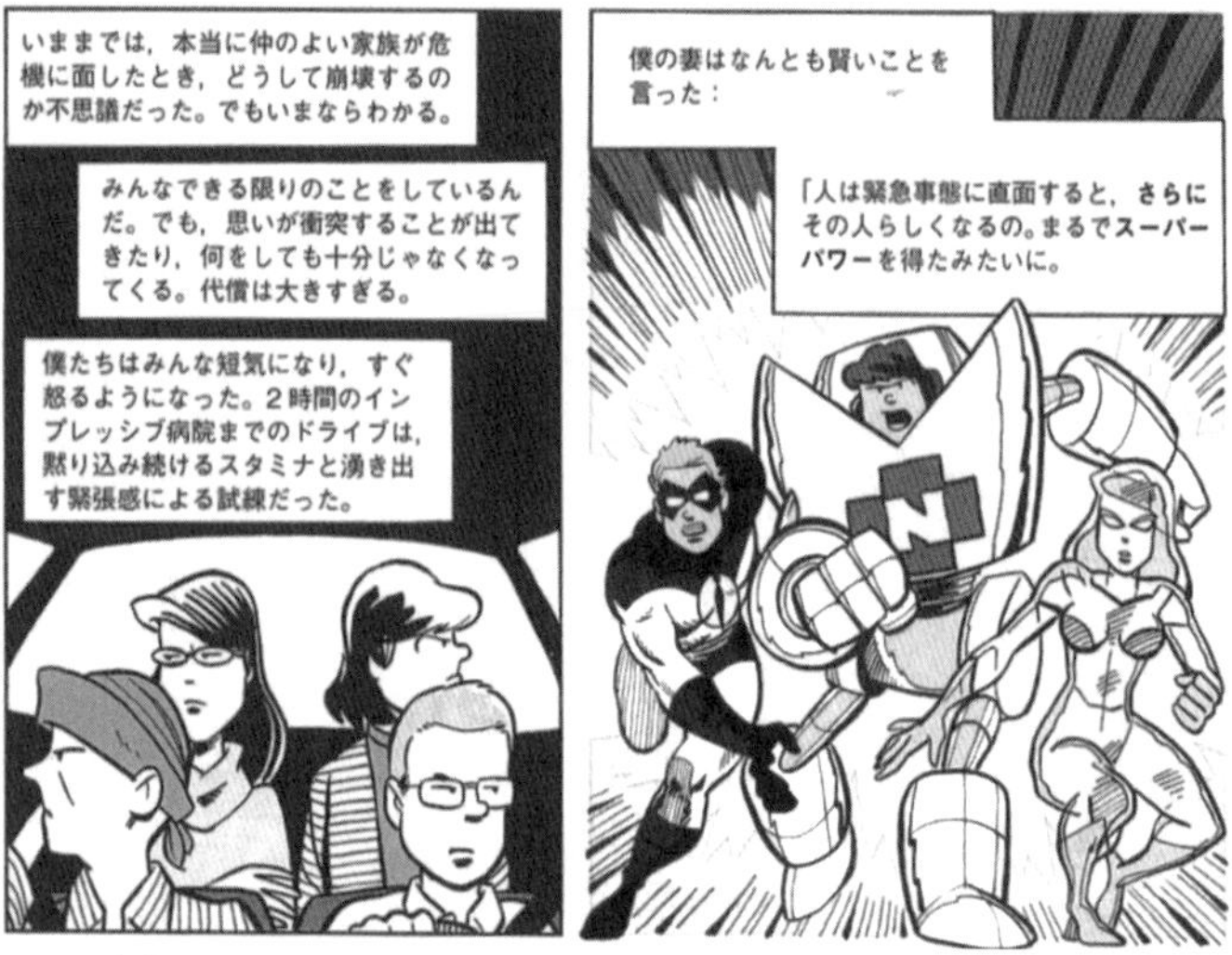

図 17｜『母のがん』の 41 ページ

クリプトナイト…スーパーマンの故郷。
スーパーマンが力を吸い取られてしまう場所。

が爆発してしまうことだと思いました。
私も、いろいろな不安があり、ストレスがたまったので、よくわかります。
自分の気持ちを分かりやすく、おもしろく表しているシーンでした。

＊

最後に、ソンダースのことばについてまとめるのは私の性に合いませんので、それに関連した自作の詩を読むことにしたいと思います。２０１９年3月16日、「久しぶりに沖縄に来ませんか」と古い友人、歌謡医学の長田清先生から講演依頼が入りました。沖縄いのちの電話の理事長になったとのこと。

二つ返事でお受けしたものの、自殺について人前で話すほどのものは私にはありません。そこで、がんの治療で「死にたくない」と言う人と日々の生活の中で「死にたい」と言う人が本当はどのくらい違うのか、どこは共通しているのか考えてみる機会にしましょう、などと逃げを打ちました。

自分なりの回答は、講演の数日前に、詩の形でまとまりました。講演はともかく、打ち上げでは、サッチモの「ハロー・ドーリー」に合わせて那覇の通りを読み込む（もちろん〈ドーリー〉に〈通り〉を重ねた）ウクレレきよしの替え歌に（原曲の歌詞を知ればなおさら）そこに歓迎の意を汲み、心動かされました。そこで、帰ってすぐに、回答詩を私も替え歌にしてみました。それが「いのちのテープレコーダー」です。レナード・コーエンの「チェルシー・ホテル＃2」のメロディで歌います。

むかしロンドンに　シシリー・ソンダース
カーネル・サンダースほどの　大女
歳をとってから　医者になり
録音機を　父親にねだる
それを肩に下げて　毎朝
ホスピスへ向かう
影でスタッフは　それをこう呼んだ
いのちのテープレコーダー

早送りも　早回しも
まして巻き戻しなどできない
そこで聞かれるのは　こんなことば
「死にたい」、「死にたくない」
「死にたい」、「死にたくない」
そうは行かなくても

いのちの電話は留守電ではない
そこにあるのは　対話だけ
人は震える手で　受話器を持ち
相手の　聞く耳を探る
そして言ったり、言わなかったり
言えなかったり、

わかってもらえずとも　一応
言っておいたりする

録音されず　カルテもない
でも聴く人のこころに
しばし留まるのは　私が訊く
「あの人は　何を言いましたか？」
「あなたは　何と言いましたか？」
最後の対話で

「そんな風に　話してもらえたなら、
あの人が死んだのも
致し方のないことですね」と
遺族は　言わなくても

第3章付記

本章は、私が2020年1月18日に札幌市の「ロイトン札幌」にて行った講演の記録である。この講演会にはウェルカムコンサートがあり、今回、その1曲目にヴィヴァルディの『四季』から「冬　第二楽章」が演奏された。驚愕！　なぜかというと、今回の隠れたテーマが「替え歌」であり、何年か前に、私自身がこの曲に詞をつけて歌っていたからである。

冬は寒いよね
秋より寒いよね
「西風に寄せる歌」　シェリー
冬来りなば　春遠からじ　って
季節は　めぐるよ
地球は　ぼくら乗せ
いつでもグルグルまわる
メリーゴーラウンド

註1…ここで「詩」と書いたものの厳密な定義などとてもできないが、次のような文章には共鳴できる。エリオットは詩作の目的は以下のようなところに置くべきものと考えているそうである。「本質的には詩であって、いわゆる詩的なるものを何ひとつ有たない詩、骨を露出して赤裸のままで立っている詩を書くこと、或いはあまりにも透明であって、吾々の眼には詩が映らずして、むしろ詩を通して吾々に見せようとするものが、透いて見えるような詩、あまりにも透明であって、詩を読みながら吾々がその詩の指さすものへと注意を吸収されるような詩を書くこと」（深瀬基寛著『エリオットの詩学』）。

参考文献

Charon, R. (2006) Narrative Medicine: Honoring the stories of illness. Oxford University Press.（斎藤清二他訳（2011）『ナラティヴ・メディスン』医学書院）

Holden, T. (1980) Patiently speaking. Nursing Times. (June 12.), 1035–1036.

小森康永・岸本寛史編（2014）『ナラティヴ・メディスン・オンコロジー：緩和ケア実践のために』N：ナラティヴとケア、第5号、遠見書房

Merchant, N. (2005) Retrospective 1990–2005. Rhino / Wea UK

長田清 (2018) ウクレレきよしの歌謡医学エッセイ、幻冬舎

Saunders, C. (1961) 'A Patient...'. Nursing Times (31 March), 394–97『ある患者』

Saunders, C. (1964) The symptomatic treatment of incurable malignant disease. Prescribers' Journal. 4 (4). October, 68-73「治療困難な悪性疾患の症状管理」

Saunders, C. (1965a) Telling Patients. District Nursing. September: 149–154.「患者に言うこと」

Saunders, C. (1965b) Watch with me. Nursing Times (26 November), 1615-1617.「私と共に目を覚ましていなさい」

Saunders, C. (1988) Spiritual pain. Journal of Palliative Care, 4 (3), 29–32（『みんなのスピリチュアリティ』に詳細な解説収録）

Saunders, C. (1989) Hospice - A Meeting Place for Religion and Science, 1–13. Unpublished in English（「ホスピス」）

Saunders, C. (2003) A Voice for the Voiceless. In B. Monroe, D. Oliviere eds. Patient Participation in Palliative Care. A Voice for the Voiceless. Oxford: Oxford University Press, 3–8（「声なき人のための声」）

谷川俊太郎・山田馨『ぼくはこうやって詩を書いてきた：谷川俊太郎、詩と人生を語る　１９４２－２００９』ナナロク社、2010

四元康祐『谷川俊太郎：言葉vs沈黙』思潮社、2011

補遺

シシリー・ソンダースの書いたこと、私たちのパラレルチャート

補遺にあたって

ここには3本の論文紹介と1本の実践報告を収録した。

1〜3で紹介しているのは、私が「ホスピスのこころ」主催の講演会前日に行った札幌南徳洲会病院での抄読会で指定した文献である。

また、4はその第3回抄読会をパラレルチャートの朗読会（ナラティヴ・オンコロジー）に変更して行った、1時間強のミーティングの記録である。同病院の5人のスタッフがパラレルチャートを朗読され、参加者が自由にコメントしたものである。

各自に与えられた時間は10分少々であったため、「解説」と称して、私が後日、追加のコメントを付した。その前後にはナラティヴ・メディスンについての、私の短い説明もある。

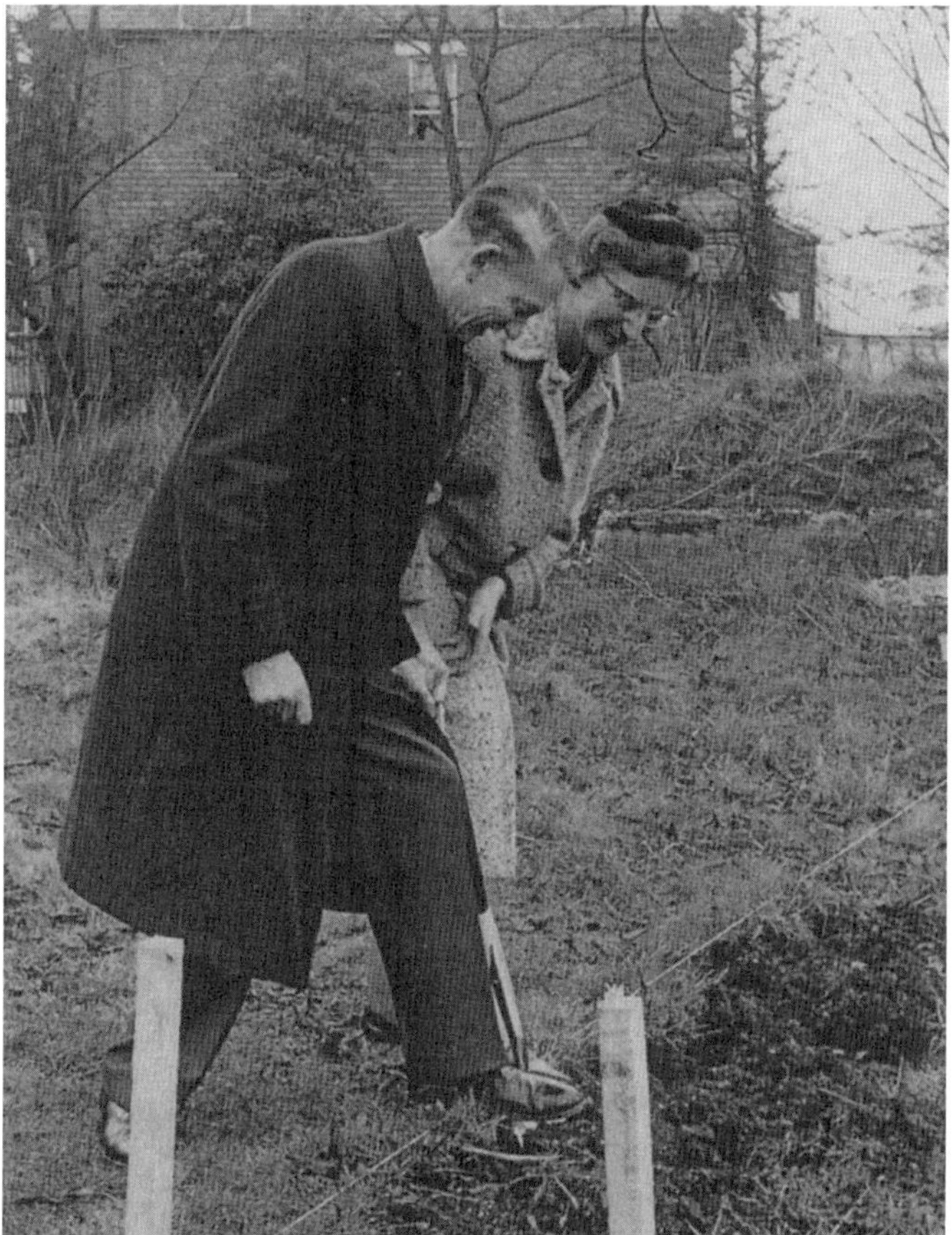

写真18｜シシリーとサーロー卿によるセント・クリストファー、最初の鍬入れ。1965年3月22日

1

「私と共に目を覚ましていなさい」(1965)

本稿は、１９６５年のセント・クリストファー・ホスピス年次大会での講演を記録したものである。同ホスピスの建物が完成したのは、１９６７年７月だから、このようなミーティングがホスピス開設前からずっともたれてきたことがわかる。この論考は、推奨されるべき援助者の態度について最も簡潔にまとめられたものだが、であり、これを「言葉と沈黙」という観点で眺めてみよう。

そもそも、タイトルの「私と共に目を覚ましていなさい」という言葉は、「マタイによる福音書」にある「ゲツセマネで祈る」の中にあるイエスの言葉である(26.36-46)。

それから、イエスは弟子たちと一緒にゲツセマネという所に来て、「わたしが向こうへ行って祈っている間、ここに座っていなさい」と言われた。ペトロおよびゼベダイの子二人を伴われたが、そのとき、悲しみもだえ始められた。そして、彼らに言われた。「わたしは死ぬばかりに悲しい。ここを離れず、わたしと共に目を覚ましていなさい」。少し進んで行って、うつ伏せになり、祈って言われた。「父よ、できることならこの杯をわたしから過ぎ去らせてください。しかし、わたしの願いどおりではなく、御心のままに」。それから、弟子たちのところへ戻ってごらんになると、彼らは眠っていたので、ペトロに言われた。

「あなたがたはこのように、わずか一時もわたしと共に目を覚ましていられなかったのか。誘惑に陥らぬよう、目を覚まして祈っていなさい。心は燃えても、肉体は弱い」。

さらに、二度目に向こうへ行って祈られた。

「父よ、わたしが飲まないかぎりこの杯が過ぎ去らないのでしたら、あなたの御心が行われますように」。再び戻ってごらんになると、弟子たちは眠っていた。ひどく眠かったのである。

そこで、彼らを離れ、また向こうへ行って、三度目も同じことばで祈られた。それから、弟子たちのところに戻って来て言われた。

「あなたがたはまだ眠っている。休んでいる。時が近づいた。人の子は罪人たちの手に引き渡される。立て、行こう。見よ、わたしを裏切る者が来た。

（新共同訳〈新〉53～54頁）

ここでは、眠りが戒められ、祈りが求められている。緩和ケアの文脈においてこれが引用されているからには、当然、イエスが死にゆく人であり、弟子たちは看取りをしている家族や医療従事者ということになろう。

非キリスト教徒がこれを読むとき少なからぬ疑問が生じる。まずは、「わたしが向こうへ行って祈っている間、ここに座っていなさい」とイエスが指示するのはなぜか？　一緒に祈ればいいではないか。最後の晩餐でたらふく食べて（さらに飲んで）眠気がくるのは当然の状況で、さらに場を離れれば弟子たちも気が緩むというものだ。「少し進んで行って」イエスは祈るわけだから、「共に」と言われても、それは空間的というより時間的要素が強い。私が祈っている「間に」、ということになる。次に、祈り自体である「父よ、できることならこの杯をわたしから過ぎ去らせてください。しかし、わたしの願いどおりではなく、御心のままに」も妙である。「杯」が来るべき死の象徴であることはよしとして、なぜわざわざ「わたしの願いどおりではなく、御心のままに」と付け加えるのか。すべてが神の御心のままにあるということ自体がイエスにとっては前提なのではないのか。眠っている弟子たちを見つけて、「誘惑に陥らぬよう、目を覚まして祈っていなさい」と言うのは、何のためか？　ここで疑問となるのは、イエスの祈りは弟子たちに聞こえるのかということだ。聞こえるのであれば、当然、弟子たちはここでイエスが死ぬ覚悟をしていることを知らなければならない。念仏なのではないから聞こえるはずがないというのであれば、これはただ、誘惑に負けないための訓練なのか。いずれにせよ、言葉と沈黙、対話、連帯ということを考えさせることは間違いない。

本稿は、以下の9節で構成されている。1セント・クリストファーの理想と目的、2「技術だけでなく思いやりも」、3「死にたくない」、4そこにいること、5人類すべてのコミュニティ、6古い真実を再解釈する、7象徴と宗教的儀式を通して、8「私の鞄は用意できた……」、9……沈黙すること、聴くこと、そこにいること。2は温かさと友情、4は何もできなくてもそこに留まる準備、そして7が言葉にならないことの重要性を尊重している点で、日本でも「寄りそう」と表現されることの多い、援助者に求められる態度である。

少し寄り道になるが、ここで、ソンダースの「臨床老年学の実践訓練」(Saunders, C. (1970): Training for the practice of clinical gerontology: the role of social medicine) に目を通そう。なぜな

ら、この中には、日本語の「寄りそう」に近い言葉である“not doing, but being”を思わせるdoingとbeingが併記された文章があるからである。

死にゆく人のケアに目を向けるときには、ケアの良否を見極める新たな基準を見出さねばならない。学生には、医療や看護が達成したことに目を向けるよりも、体が弱っていく中で患者自身が成し遂げることに、より多く目を向けることができるよう援助する必要がある。それは、患者のしていることよりも、患者自身の人としてのたたずまいの中にある部分が多く、言い換えれば、〈すること〉よりも〈在ること〉の方に多いといえる。これは、私たちが普段強調する類の達成ではないが、もし医師にこのことが見えないと、患者を、少なくとも知らないうちに、〈失敗〉とみなすことになりかねない。

When we turn to the care of the dying I believe that we have first to discover a new criterion of success. We have to help our students to look less at the achievements of medicine and nursing and much more at what the patient himself is accomplishing in the face of his physical deterioration. This will be much more within himself as a person than in his activities and will be in ‘being’ rather than in 'doing'. They are not the sort of achievements we normally emphasize but if the doctor fails to see this, he may think of these patients, at least subconsciously, as 'failures'.

一読で了解されようが、これは日本で推奨されている看取り援助者の態度について記したものではない。死にゆく患者の価値について語ったものである。よって、これは無関係である、とするのも一つの見識ではある。しかし、私はそうは思わない。これは、ソンダースが患者も医療者も等しく、その価値を"not doing, but being"で評価しているということだと思う。

講演録に戻ろう。では、9節の他の6節は何を伝えようとしているのか。要約すると、1 痛みに対する身体的なアプローチの重要性、3 患者に起きていることやしていることの中に目的を見つけること、5 全キリスト教派であり、無宗派であること、6 死後の復活の再解釈の必要性、8 祈り、9 仕事をするのは治療・ケア・コミュニティであることとなろう。トータルペインの次元としては、1が身体的、3は心理的、5・6・8がスピリチュアルで、9が社会的な主張となり、全方向的主張と言えるだろう。

さて、本文を「言葉と沈黙」という視点で眺めるなら、7節と9節に注目すべきだろう。7節は「象徴と宗教的儀式を通して」と題されている。ソンダースはセント・クリストファーの（そこに実現されるであろう）建物と内部装飾の重要性を強調したあと、こう書いている。

患者が、話をするのがつらくなった時でも、目に映る物によっていかに受容されているかを私は繰り返し見てきた。往々にして、ほとんど言葉にならないことが大切であるのは、言葉にすることで本当に伝えたいことがあまりに容易に遮断されてしまうからである。

ここでは、患者の沈黙の価値は自明だと言わんばかりだ。さらに続く。

人々とのコミュニケーションのほとんどは、言葉によらないものであるが、これは重い病いにある者とのコミュニケーションにおいて特にそうである。入院直後に「また安全を感じられて素晴らしいわ」と言う患者は、ここにある雰囲気と出会っているのだ。それは、彼女が受ける

> 看護や薬物および緩和と同様に、彼女が横になって眺める物との出会いである。安全という雰囲気全般において、彼女は自分自身を開く鍵を見つけ、自分自身と出会う。患者は、これまでの人生においてずっと言われてきたことをはじめて聴き取ることができるようになる。彼女はそれまで、現実的関心を向ける時間が全くなかったのである。（中略）私は、聖ジョゼフで何度も何度も、患者が横になって絵や十字架を眺め、いかにそれらが患者に語りかけるかに心を動かされてきた。

コミュニケーションというものの大方が非言語のレベルで生じているという一般則に訴え、ソンダースは、では患者の沈黙に対して医療者は何をもってコミュニケートするかという話である。ここでは、それが「絵や十字架」、つまり非言語的メッセージだと述べているわけだ。それがホスピス全体で達成されなければならない。「魔法の家はあっても、魔法の言葉はない」である。

一方、9節はまとめの章であるが、「……沈黙すること、聴くこと、そこにいること」というタイトルに、そもそも家族やケアする者の沈黙の重要性が明示されている。全文引用しよう。

〈私たちと共に目を覚ましていなさい〉という言葉の中に、私たちが計画している仕事に要求されるものを要約しようと試みてきた。聖クリストファーのための最も大切な基礎は、共に目を覚ましている中で私たちが学べるという希望である。痛みや苦痛から患者をいかに解放するか、いかにして患者を理解し、がっかりさせないかということだけでなく、いかに沈黙し、いかに話を聴き、そしていかに唯、そこにいるのかということを学ぶのである。これを学ぶ時、私たちは、本当の仕事は私たちがするのではまったくないことも学ぶ。私たちは自分自身である以上に建物なのである。これを覚えていようとすれば、仕事が真により大きな神の栄光に向かうことを理解できるだろうと思う。

ここで再び、“not doing, but being”が連想される。

“the hope that in watching we should learn not only how to free patients from pain and distress, how to understand them and never let them down, but also how to be silent, how to listen and how just to be there.”

痛みや苦痛から患者をいかに解放するか、いかにして患者を理解し、がっかりさせないかということだけでなく、いかに沈黙し、いかに話を聴き、そしていかに唯、そこにいるのかということを学ぶのである。

これはやはり、自らの言葉を一旦沈めて、神へ向かうと同時に、治療コミュニティ創設という社会に向かう活動の推進へと向けられたものであろう。

2

「患者に言うこと」（1965）

タスマとの約束と「ある患者」（補遺3）で明らかなのは、神への祈りを共に持とうとする作業だ。そこにあるのは、神への言葉だった。ところが、ソンダースのこの論考は「患者に言うこと」と題されているものの、書かれているのはむしろ「沈黙への誓い」とでも言うべきふしがある。もちろん本稿の発表された時代から言えば、この telling patients とは、まずもって病名告知、余命告知の有無、そのやり方についての議論を想像させるし、それが問題にもされている。実際、ソンダースは論考の4行目でさっそく、次のように述べている。

> 患者が質問をしないという事実は、患者に疑問がないということではない。一度の訪室とか一度だけの会話で十分ということは滅多にない。私たちが何を言うべきか知るために、待つこと

> と聴くこと以外に必要なものはない。患者が絶えず難題を抱え込む病いという旅にあって何に直面しているのか、そしてそれについての考えを学ぼうとする時、言葉よりも、沈黙と会話の途切れの方がしばしば、より多くの意味がある。患者が必要とする援助は、それぞれの段階で大いに異なっている。本当の疑問はおそらく、「あなたは患者に何を言わせたいのか？」というシンプルな問いに最もよく表現されている。
>
> （Saunders, 1965, p.149／邦訳、81頁）

「あなたは患者に何を言わせたいのか？」は多くの援助者の心をわしづかみすることだろう。身に覚えのない者などいないはずだ。「言わせる」というかなり暴力的な言葉の選択が、医療者にその権力を自覚するよう促している。と言うと、からだを人質に取られて医者に従わざるを得ない弱い患者という構図が想像されるかもしれないが、ことはそれでは済まない。援助者として、自身の方針決定と思っているものが所詮、言説に従った正しいとされる行動に過ぎなかったりするからだ。そのとき、その場所で正しいと考えられている医療が絶対に正しいとする勘違い。「あなたは患者に何を言わせたいのか？」というこの言葉は、患者との会話を始める前にいつでも自問できる以上、かなりポータブルな臨床ツールでもある。もちろん、患者に自分がいま、どういうことを言わせようとしたか開示するのも一つの手ではある。

さらに、「言葉よりも、沈黙と会話の途切れの方がしばしば、より多くの意味がある」によって、私たちは沈黙というものの、非言語的コミュニケーションの有効性を再確認する。

では、そこでどんなケースが提示されているのか。42歳の卵巣がんの終末期患者。半年前の開腹手術時、すでに腹膜播種の状態だった。母と妹も同病で他界している。12歳と9歳の子どもがいて、夫は献身的だが、彼は妻が病をどのように認識しているか知らずにいる。患者には「礼儀正しい距離感」がある。ホスピスへの入院2か月後、ソンダースは、ようやく彼女から大切な問いを投げかけられる。

「先生、私が本当にお訊ねしたいのは……こんなにやせ衰えてしまったのに、子どもたちにまだ面会に来させるのは、よくないことではないのでしょうか?」

実にリアルな問いかけである。ソンダースは次のように返す。

「あなたが微笑んでお話しになるとき、それがあなたのお子さんのご覧になっているものだと思いますよ。そして、あなたのお加減が悪いとき……そのときは、ご主人がお子さんをお連れにならないでしょう」

こんなふうに絶妙な応答はまずもってできない。実際、この応答に促されたかのようにして、さらに重要なことが明かされる。D夫人が診断と予後について知ったのは、術後に医者の立ち話を聞いたからであった。

「どこかでそれを夫に話すこともできたのですが、私がずっとそれを胸に納めてきたことを彼が知ってつらい思いをするのではないかと、とても怖かったのです」

夫は夫で、妻にいつ余命について語るべきか思い悩んでいた。まさに二次災害である。そこで、ソンダースはこう答える。「愛に言葉は要らないのです。あなたがご主人とすでにそれを共有されているのはおわかりでしょうし、いつか気がついたらそれを話していたということになるかと思いますよ」

患者のこれまでの行いを肯定しつつ、解決を急かさない。そして、それは翌日に起こった。ついに言葉による共有がなされ、夫も心底、楽な気持ちになった。患者はその後9日間生きた。

このケースによって想起されるのは、O・ヘンリーの『賢者の贈り物』である。クリスマスの日、貧しい夫は自分の大切な懐中時計を質に入れて妻の長く美しい髪に似合う櫛をプレゼントにする。貧しい妻は自分の自慢の髪を売って夫の懐中時計にふさわしい金の鎖を買う。なんともチグハグな贈り物となってしまうわけであるが、そこにある愛情こそが賢者にふさわしいという短編である。
本論は邦訳にしてわずか10頁のごく短いものだが、最終節の「聴く」は、言葉と沈黙について大いに考えさせられる。

大方の患者は、援助者が自らの考えを語るよりも、私たちが患者の考えを知っていることを切望している。患者はたいてい自ら重荷を下ろすのに励ましは要らない。一方、私たちが患者への関心や心配を表現するためには、いつも何かがなされなければならず、実践的であることを貫くには、耐え難い悲嘆を軽減する方法と、それについての気づきを伝え合う方法の両方が必要である。症状について話すことで、実際、より難しい問いは回避されるが、より深いレベルで再保証がもたらされ得る。症状について話すことで、患者は、安心感を得られるし、そこでこそ、患者は、この先何が起ころうとも、未来に対峙することが可能になる。

（Saunders, 1965, p.150／邦訳、87頁）

「症状について話すこと」とは、身体的ケアのことである。それによって、より難しい問い、つまり余命の問題、スピリチュアルは事柄は棚上げされるわけだが、そこで身体的ケアを続けることでこそ、「より深いレベルで再保証がもたらされ得る」という。

それは、続く「D夫人は、2か月ほど病いの身体的苦痛を軽減されてきたが、その雰囲気の中で、自分自身の考えをまとめ、答えが必要な問いを声にすることができた」によって明らかにされる。この2か月という身体的ケアがなければ、先の絶妙なやり取りは生まれなかったというわけである。これは、コミュニケーションスキルの問題ではない。そして、最終段落に進んでいく。

患者は、経験を処理する必要があるが、それは、その経験が重要であり、少なくとも当人に耐えられるものであることを理解させ、それをどのように行うかを決定するのは自分であるということを確信させるものでなければならない。私たちは自らの信念を彼らに無理強いすることはできない。しかし、意味があると信じるならば、私たちの言葉にならない堅実さは彼らが自身で道を見つけるのを援助するだろう。これは、ドグマティックな言明だとか一般的ルールが適用される状況ではない。生と死に対する信頼と信仰は、二つの異なる態度ではなく、同じ態度の異なる側面である。死の切迫について意識していない人も、死の準備は整うものである。体にはそれ自体の智恵がある。そして、言葉では決して表現されない積極的な受容へと人生を変える飛行への強い衝動を助ける。ここで、そしてその他の多くの事柄において、私たちは死にゆく人を急がせることはできないが、彼らに私たちを教育させなければならない。

（Saunders, 1965, p.150／邦訳、154頁）

3 「ある患者」（1961）

本論は、“Nursing Times”に6回の連載が終了後、書評1本を挟んで、1961.3.31に発表されたものである。短いながらも症例報告というより伝記である。フロベールの『エルネスト・フェドーへの手紙』（1872年）の一文、「友人の伝記を書くときは、仇を討ってやるという構えでかからねばならない」を思い出させる。

1960年の夏、ソンダースは二人目の恋人ミチュニヴィッチを亡くし、翌年には、最も頼りにしていた患者バーバラ・ガルトンも亡くなる。その死に寄せた一文である。ここには、患者との接触に飢えた医学生時代も含め計7年間にわたるソンダースの関わりが描かれている。

1954年の7月、夕べの祈りでチャプレンから伝言があった。盲目の入院患者が、本を読んでくれる人を求めている、と。私は当時、救急外来の怠惰な医学生で、医療系学士をふたつ取っても物にできずに浪費した後だったので、再び患者に会えることに望みを抱いた。そして出かけて行き、彼女を発見した。G夫人は33歳で、1953年の9月に突然、横断性脊髄炎になり入院となっていた。しかし、11月にはほとんど完全に回復し、リハビリ病棟に転棟となった。ところが、たった3週間で重篤な再燃が起こった。さらなる回復と再燃が翌年の4月に重なり、半盲を伴う重症の視神経炎と完全痙性対麻痺、そして腕もかなり運動機能が障害され、感覚の多くを失っていた。診断はデビック病とされた。

(Saunders, 1965／邦訳、66頁)

ソンダースはこのようにしてG夫人に出会い、宗教的でもなかった彼女に皆で聖書を読み聞かせる中で、彼女に宗教心が芽生えていくさまが描かれている。

そして、彼女は、ソンダースによって何度も引用される発言、「聖書を読んでそこに救いを求める人もいれば、教会に行ってそこで救いを見つける人もいるけれど、主は私には違った扱いをするのよ。主は人を私のところによこすの」を語り残す。まさに彼女が見つけたユニークな信仰だ。

「彼女から私たちがいかに多くのことを学んだかをあきらかにするのは本当に不可能である（邦訳、81頁）」とあるからには、いくつかその学びを書き出してみるべきだろう。こんな具合だ。①彼女は聖書を「遠い国からの便り」のように読んだ。②彼女は（ヨブのように）「なぜこんなことが私に起きなければならないのか？」とは言わなかった。彼女の哲学はロンドンっ子のものだった。③鉄の肺をジョークにする感覚、④ルーチンの大切さを強調する（「私は戻らないと、私は戻らないといけないの、私のルーチンへ」）、⑤治癒する希望は持ち続けたが、それにはやきもきしないこと、さらには、⑥彼女の忠誠心にはまったく見合わないひどい痛みに耐えることで、信仰の篤さを証明したこと。

G夫人がソンダースたちに示した教えは、いわゆる宗教的な教えとは随分異なるようだ。今回、本論を再読するまでは、このケースというのは、彼女が神経変性疾患に対して首尾よく宗教的アプローチを提供し、それが共有されたものだと勘違いしていた。もちろん聖書は一緒に読まれていた。しかし、ここで列挙した項目は一目瞭然で、あまりに現実的なものばかりである。神への宗教的な祈りというよりは、日々をどう生きるかというスキルであり実際的な生き方に関わる、今で言うスピリチュアリティである。

医療系の人々にとって、いまどき一例報告は最もエビデンスの低い、発表価値の乏しいものだが、エビデンスという評価だけありがたく使わせていただき、その価値観は拒否するのもありだ。読み返すに足る、そのたびに新しい発見が期待できる報告が実際にあるのだから。

ところで、人はどんなときに患者のことを報告しようとするのか？　書き残そうとするのか？　語ろうとするのか？　そこには、自らの実践が袋小路に入って助けを求める必要上まとめたものから、患者の在り方に感銘を受けそれを書き残す衝動に駆られることまで、さまざまな諸相がある。本稿は後者の最たるものであろう。

4

私たちのパラレルチャート

毎日、皆さんは自分の受け持ち患者についてカルテを書きます。そこに何を書くべきか、どんな形式で書き込むべきか正確に分かっています。患者の主訴、身体診察の結果、検査所見、コンサルテーション医の意見、治療計画について書きます。もし前立腺がんで亡くなろうとしている患者が、昨年の夏にその病気で亡くなったあなたのおじいさんのことを思い出させるとしても、その患者の病室を訪れるたびにおじいさんのことを思い出して涙が出たとしても、それを病院のカルテに書くことはできません。私たちもそうさせないでしょう。それでもそのことは、どこかに書かれる必要があります。それをパラレルチャートに書くのです。

（Charon, 2006／邦訳、224ページを一部改変）

これが、シャロンの提唱したパラレルチャート（邦訳、223－254頁）における指示のすべてだ。医学部3年生向けの課題で、週に一度は書き込むよう指示される。これは、学生のメンタルヘルスのためではなく、ただの日記でもない、臨床訓練の一部である。記述は、特定の患者に向けられる。そこで最も長続きしている教訓の一つは、医師というものが、患者のケアにおいてどれほど中心的なものであり、どれほど曝されることになるかを知ることだという。

パラレルチャートの発表には、週3回のセッションのうちの1回が当てられており、それに要する時間は1時間半。文書は1頁を超えないことが求められている。コピーは配布されない。指導者は、用紙に手書きのコメントを添えて、次回に学生に返し、それぞれの書き手と個人的な対話を始める。そこでの原則は以下の通りである。「テクストを尊重する」「それぞれの書き手の文体に注意して聞く」「聞き手がテクストに応答するように促す」「書かれたものをほめる」。

1　ナラティヴ・メディスンとは？

パラレルチャートを含む、さまざまな革新的医学教育を提唱しているのが、ナラティヴ・メディスン（以下、ＮＭ）である。これは、「病いに関する科学的理解を増大させるためにナラティヴ・アプローチを援用する医学的接近法」のことだという（Charon, 2005）。ＮＭの実践者たちは、医学生／医療従事者の病いの経験をよりよく理解する、つまり「病いの物語を認識し、吸収し、解釈し、それに心動かされて行動する」（Charon, 2006／邦訳、vii頁）ために必要とされる物語能力 narrative competence が高まるよう働きかける。これまで医療従事者の能力がこのような形で問題提起されてこなかったのは事実である。

シャロンによれば、臨床家が「物語能力」を持っていれば、「注意深く聴き……見知らぬ視点を採用し、相手のストーリーの筋立てを追いつつ、人々の動機や経験について好奇心を抱きながら、ストーリーの不確かさに耐えるための」（Charon, 2005）微妙な差違を嗅ぎ分ける力を持つことができる。２０１１年の日本語版への序では、もっとわかりやすい。「チーム医療の結束力を増強し、チームメンバー間の透明性を高め、個々の患者についての臨床知識を増し、反省的な実践を促進する」（v頁）。「その予想外の副産物として、私たちの仕事への歓びを高め、今日の医療実践に頻繁に見られる燃え尽きや疲労を減少させ、癒しの実践のための大きな資源としての自己を利用可能にする」（vi頁）と思われる。

Ⅱ　書いたものを共有する

NMは臨床家にナラティヴな読み方、書き方、さらには書いたものを共有することを推奨する。その典型例が「ナラティヴ・オンコロジー」だ。それは、スタッフの燃え尽きを防いだり、自分たちの仕事での挫折や悲しみにうまく対処したり、さまざまな専門職が集まるチームのメンバー内での同僚間のサポートを構築する活動で、1か月に2回昼休みに自由参加形式で続けられる。参加者は患者について書いた詩や短い散文を持ち寄る。さまざまな分野から4人～20人の人々が集まり、持参した文章を音読し、文章のジャンル、物語的状況、言葉づかいや口述の内容が話し合われる。参加者は平等な者として結び合わされるという。文章には、さまざまな文書表現が含まれる。

Ⅲ　パラレルチャート vs. ナラティヴ・オンコロジー

パラレルチャート（以下、ＰＣ）とナラティヴ・オンコロジー（以下、ＮＯ）を混同する人は多いと思う。つまり、ＮＯにおいてＰＣが書かれるものと思うのだ。実際、私もそうだった。ここで、改めて両者を比較しておきたい（図19）。両者は、対象が学生か医療者かというだけではない根本的な違いがあるようだ。

ＮＯは、２００３年にコロンビア大学成人腫瘍病棟で始まった医療者による文書発表会の取り組みである。その病棟で、妊娠中の女性が脳腫瘍で亡くなり、その胎児もともに命を落とし、レジデントがショックで医師を辞めることを仄めかしたのが発端であるという。血液腫瘍学担当のGwen Nicholsは、スタッフが感じている挫折感や苦悩に対して、シャロンの省察的記述が役立つかもしれないと持ちかけた（Charon, 2006／邦訳、３１９頁）。

❶ いつ行うのか？　ＰＣは週に一度は書くことが要求され、週3回のセッションのうち1回1時間半がその発表に当てられる。それに対しＮＯは、月に2回、昼休みを利用

	パラレル・チャート	ナラティヴ・オンコロジー
When? いつ	毎週(週3セッションの一つで1回1時間半)	月に2回昼休みを利用した自由参加
Where? どこで	講義室	院内会議室?
Who? 誰が	内科医コース3年生。6月(11か月の臨床体験あり)	看護師、MSW、腫瘍専門医、レジデント、医学生など
What? 何をするのか	PCの指示に従い、発表をA4 1枚にまとめ、それを音読。教育的配慮として、「テクストを尊重する」「聞き手がテクストに応答するように促す」「書かれたもののどこかをほめる」	患者について書いた詩や短い散文。守秘義務遵守。PCの形式で音読。文芸批評から医療専門的観点も交えた議論
Why? なぜ	患者の忍耐を理解し、医療における学生自身の旅程を明示的に吟味するため	スタッフの燃え尽き防止。仕事での挫折や悲しみへの対処。メンバー間サポート構築
How? その様式は	臨床訓練の一部	執筆セミナー
How much? 参加費は	授業の一部	コーヒー代
How many? 参加人数は	一グループ(数名)	4-20人
Etc.	1993年に開発。 省察的記述。	コロンビア大学成人腫瘍病棟にて誕生。 過渡的共同体(Turner, V)。

図19 | パラレル・チャートとナラティヴ・オンコオロジーの比較
(小森作成、2013)

した自由参加形式である。

❷どこで？　当然、ＰＣは講義室だが、ＮＯは院内のどこかの会議室であろう。

❸誰が参加するのか？　ＰＣは内科研修中の医学部３年生であるが、６月に行われるため、その時点で彼らは11か月の臨床経験を有している。ＮＯは、看護師、ソーシャルワーカー、腫瘍専門医、レジデント、さらには医学生にも門戸が開かれている。

❹何をするのか？　ＰＣでは、学生は上述の指示に従い、Ａ４１枚にまとめた原稿を朗読し合う。それに対して講師が寸評を加えるのだが、「テクストを尊重する」では精読ドリルが使用される。ＮＯでは、患者について書いた詩や短い散文を持ち寄ることになっている。守秘義務は遵守しつつ朗読する。テクスト中心の文芸批評的観点だけでなく、書き手の医療専門的観点からも議論が交わされる。

❺なぜこのようなことをするのか？　ＰＣでは、患者の忍耐を理解し、医療における学生自身の旅程を明示的に吟味するためであるが、ＮＯでは、スタッフの燃え尽きを防いだり、自分たちの仕事での挫折や悲しみにうまく対処したり、さまざまな専門職が集まるチームのメンバー内での同僚間のサポートを構築するためである。

❻その様式は？　ＰＣは臨床教育の一部であるが、ＮＯは執筆セミナー的つながりであろうか。

❼参加費は？　ＰＣは授業の一部であるが、ＮＯにはコーヒー代程度か？

❽参加人数は？　ＰＣは一グループ数名であるのに対し、ＮＯでは４人〜20人までとささまざまである。

❾その他？　ＰＣは省察的記述であるのに対し、ＮＯは、ターナーの過渡的共同体がモデルであるという。

Ⅳ　札幌南徳洲会病院でのナラティヴ・オンコロジー

２０２０年１月17日夕方、札幌南徳洲会病院の有志が20数名、日勤業務を終えて会議室に集まった。その年度に予定された私の連続講演会の前日には、抄読会があるからだ。第３回もソンダースの「ある患者」を事前に読んでくることが義務づけられていた。ただし、通常の抄読会と違うのは、５名の方々が、その論文を読んで、思い浮かべたケースをパラレルチャートに書いてくることになっていたことである。彼女たちは当日、緊張した面持ちでそれを同僚の前で朗読していくことになった。

誰から始めますかと問うと、勢いよく挙手したのが、川井さんだった。

〈伝えるということの大切さ〉

鈴木信太郎さん（註1）は、入院当初、呼吸苦を頻回に訴え、倦怠感も強く、ややとっつきにくい感じで、なかなかコミュニケーションが取りづらい、いわゆる頑固爺さんのような方だった。慢性腎不全の70代男性。肺炎で当院へ転院となった。鈴木さんは、病状については悪い結果でも知りたいと言い、主治医は、ＣＴ上、肺がんであろうと丁寧に病状を説明した。説明直後も心乱すことなく淡々とされていたのが印象的だった。その後、鈴木さんは何かが吹っ切れたかのように表情も穏やかになり、他のスタッフとも話をするようになっていった。

何か気になっていることはないかと主治医に問われ、今年、高校の野球部に入った孫に色々伝えたいこともあると話し、買ったばかりの大きなＴＶが見たかったと言った。そこで、週末はできる限り自宅で過ごしてもらえるよう、他のスタッフ、病院関係者とも調整し、外泊を計画した。何度か外泊を繰り返していくうちに本人も徐々に活気が出てきて、病棟スタッフとはお孫さんの野球のことなど笑顔で話すようになり、一時は酸素も中止できるほどまでに回復した。

しかし、夏の甲子園の札幌予選が始まる頃より徐々に倦怠感、背部痛を頻回に訴えるようになった。そんなある日、本人より呼び止められた。「あのな、主任さんよ、うちの息子は頑張ったんだよ」。長男も学生時代に野球少年だったことが語られた。「今の会社で頑張って、頑張って、部長にまでなったんだ。もし（孫が）甲子園に行ったら、会社は（息子に）休みをくれることになっているんだよ」。いつも孫の話ばかりだったのに、本当は長男が一番大事なんだと話しているように思えた。スタッフも応援していることを伝えると笑顔でニコリとされていた。

試合当日、朝より嘔吐を繰り返し、熱も上昇。食事もベッド上で食べることになった。それでも時間になると、ラジオを野球放送に合わせて聞いた。スタッフが時々試合運びを聞きに行くと、嬉しそうに、「1年生なんだけど、投げているんだ」。第1試合は勝ち、スタッフとも一緒に喜んでいたが、次の試合は、目はつむったまま黙って横になっており、ラジオだけが響いていた。惜敗。その翌朝より、嘔吐を繰り返し、意識レベルが低下、呼吸も徐々に弱くなった。前日にお孫さんがピッチャーで出場した試合のＤＶＤをご家族と一緒に見ながらの最期だった。病状の進行と全身状態の急激な悪化を伴いながらも、この日まで頑張れたのは、お孫さんの甲子園をかけた試合を楽しみにし、そのことを気持ちの支えにしていたからのように思えてならない。

　鈴木さんは、私が転勤でこの病院に来て半年、はじめて入院初日から関わりを持たせていただいた患者だ。自分自身、業務を熟すことで精いっぱい、ゆっくり話をする時間すらなかなか取れず、あんなに急に亡くなるとは思ってもいなかった。もっと家族に伝えたかったことがあったのではないか、ゆっくり話す時間をつくるべきだったと今でも後悔が頭をよぎる。私に話された長男さんへの言葉は鈴木さんが亡くなられてから伝えたものの、生前に伝えていれば何らかのやり取りができたのではないかと後悔している。

家族への思いは、照れくささもあって、なかなかうまく伝えられずにいることが多いと思う。私たちはその橋渡しにならなければならないと、ある同僚にその後悔を語ると、彼女も鈴木さんが亡くなる2日前に妻や長女について聞いており、同じ気持ちを抱いていることがわかった。その思いをそのままにしてはいけないと、私は家族へ伝えるようアドバイスした。

彼女は話してくれた内容を手紙にしたため、家族のもとへ送付した。

患者の思いを妻や長女へ伝えることはできたが、家族から鈴木さんへの思いは伝えることができたのだろうか？　私たちが家族へ早く話していれば、もう少し思いを伝え合うことができたのではないかと思い悔いが残った。

鈴木信太郎さん家族のことをきっかけに、聞き書きを習い始めた（註2）。鈴木さんは、一人でも多くの方の思いを伝えられるようにお手伝いできたらと思うきっかけをくださった忘れることのできない患者だ。

（3階病棟）川井亜由美

朗読後のやりとり

まず私が「〈頑固爺さん〉というキーワードが鮮やかに提示され、孫の甲子園予選、そして実は息子も高校球児であったという事実が明かされていく巧みなストーリー展開ですね」とコメントした。

そして川井さんに「ＰＣは書いてみて、どうでしたか？」と問うと、彼女は「最初はペンが走らなかったけれど、ふと、入院当初のことと自分がここに転勤してきたときのことを思い出すと、主治医が2時間以上かけて丁寧に話をしたときの表情が浮かんで、その途端にバーっと書き出すことができました」と話した。

続いて、「ＰＣに鈴木さんを選んだ理由は？」と問うと、「現在、活動している〈聞き書きの会〉を始めることになったきっかけが、鈴木さんへの後悔にあるからです」という答えが返ってきた。

ここで、これまで私たちのやりとりをじっと聞いていた人たちに意見を求めると、ここに参加されていた主治医が、こう語った。「鈴木さんは頑固爺さんではなく、病状がきちんと説明されていなかったためにそうなっていただけなのですよ。孫の甲子園予選のトーナメント表がベッドサイドに貼られて、皆で応援しながらのケアが、鈴木さんとナースたちをチーム一体にしたことがとてもよかったと思います」（翌日、前野先生は、私の引用したハンチントン病研究者のエピソードに触れて、このトーナメント表のことを話された）。

解説

ＰＣは、物語能力を高めるために書くわけだが、このＰＣでは、その内容自体に、「病いの物語を認識し、吸収し、解釈し、それに心動かされて行動する」様子がすべて描かれているところが特徴的である。川井さんが鈴木さんに呼び止められて、「いつも孫の話ばかりだったのに、本当は長男が一番大事なんだと話しているように思えた」のが「病いの物語を認識し」たところであろう。そして、試合当日から他界されるまでの記述が「吸収」に相当し、「私に話された長男さんへの言葉は、鈴木さんが亡くなられてから伝えたものの、生前に伝えていれば何らかのやり取りができたのではないかと後悔している」と「解釈」され、同じ気持ちをかかえた同僚へのアドバイスや、聞き書きを習い始めるのはまさに「それに心動かされて行動する」展開であろう。

では、どこがパラレルなのだろうか？　このＰＣでは、その夏に甲子園を目指す孫と、いざ出場となれば甲子園に駆けつける準備を整える元高校球児の息子、そして病棟で与えられた寿命を最大限に生き切る鈴木さんのそれぞれの戦いの並行性が明瞭だ。それに引き換え、患者と医療者との間のパラレルな展開は地味ではあるが、その後の川井さんの職業人としての生き方への影響が甚大であることからも、何かが並行して動いていたと考えるのが妥当だろう。

ノルウェーの精神療法家、トム・アンデルセン（Tom Andersen）は、現実について次のような仮説を提示している。「現実は三つの側面からなる。a 見えるけれど動かないもの。たとえば、手の骨。b 見えるし動くもの。たとえば、手。ある瞬間には開かれ、放し、つぎの瞬間には閉じられ、握る。c 見えないけれど動くもの。たとえば、握手」(Andersen, 2007)。

この仮説に従えば、ＰＣに書かれるところまでが「手」である。その次の「握手」は見えないけれど動くものであり、ＰＣを朗読している川井さんの内面や主治医の発言は、そこに含まれるのではないだろうか。

〈山野さんへ〉

山野さんとお別れしてもう1年以上がたちますが、今でも山野さんとの日々を思い出すと涙が止まりません。

4年前に初めて看護師と患者さんとして出逢いました。乳がんと診断されても、積極的な治療は希望されずに、当院に出血コントロールと疼痛コントロールを目的として通院され、出血のたびに何度も入院されました。無治療を決めて、現状を冷静に受け止めていた、私と同じ年齢の山野さんの気持ちを支えようと看護師として思いました。美容師として実家の美容院を支えて働くあなたは、本当に笑顔が素敵で、友人も多く、穏やかで気さくで、病院の看護師や他のスタッフ、みんなに優しく話してくれました。そんなあなたを、私は本当に尊敬していました。そして、それとともに、「もし、手術などの治療を選択していれば、もっと楽しい人生になったのではないか、もっと長く生きられるのではないか」「治療をしていれば、患者と看護師としてではなく、いつの日か、美容師とお客として出逢えたのではないか」と思うことも何度もありました。

何度かの出血・輸血を繰り返し、放射線療法を経て退院され、外来通院に切り替わったあなたは、運命的な出逢いをしていました。家族と同じくらい、もしかしたら、それ以上に大切なパートナー（えいちゃん）が出来ていましたね。外来に私が会いに行ったときに少し照れるように、嬉しそうに出逢いなど教えてくれました。「同級生なの、偶然会って……乳がんのことも、全部知っている。いまは一緒に暮らしているの、ご飯とか作っているの。家族ともすごく仲良くしてくれて……」と。その後、体調不良で、入院したときに初めて会いましたが、えいちゃんは本当にあなたを大切にしてくれている人でしたね。乳がんと知っていて、また、無治療であること（予後が長くないこと）も理解した上で、一緒に生活をしてくれ、心の支えにもなってくれたえいちゃんには、同じ女性として、私も感謝の気持ちで一杯でした。でも、あなたの心の中で、えいちゃんの占める割合が高くなっている分だけ、あなたはえいちゃんを残して死ぬことが辛いのではないか、もしかしたら、出逢わなかったほうがあなたの苦しみが少なかったのではないかなど、いろいろ考えてしまいました。そして、「治療をしていれば、もっと二人で幸せな時間を過ごせたのではないか」とも。

最期は一晩中、えいちゃんに付き添われ、一緒に過ごして好きなものを食べることができましたね。身の置き所のなさから、深く眠ることはできませんでしたが、ずっとえいちゃんが付き添ってくれて、お話もされていましたね、甘えていましたね。最期はご家族とえいちゃんと一緒に見送ってくれましたね。

あなたが旅立たれてから、3か月が過ぎたころ、ご家族とえいちゃんが一緒に病院に挨拶に来てくれました。えいちゃんは涙され、言葉も出ない様子でしたが、まだ、あなたと一緒に暮らしていた家に住んでいて、ご家族とも仲良く交流しているようでした。「自分が死んだあとも、えいちゃんと家族の縁が切れないで、仲よくしてほしい」と言っていたあなたの言葉が思い出されました。

早々

野崎志津子

朗読後のやりとり

野崎さんは流涙のためPCを朗読し始めることができなかったので、主治医が代読した。PC自体が圧倒的なものであった。私は、「治療をしていれば、患者と看護師としてではなく、いつの日か、美容師とお客として出逢えたのではないか」という一節に、治療を選択しない人への倫理的思いが濃縮されている、ということを言った。PCを書いたことについて問うと、野崎さんは「思い出すたびに泣くくらい。これを書くのにサマリーや記録を読みましたが、夜勤中泣けるくらい。自分がまだ悲しみの中にあります」と語った。悲しみの中にある人に不用意な言葉は要らないとする沈黙があった。

解説

物語能力の記述としては、このPCを書くこと自体が、物語能力による行動と言えるだろう。「病いの物語を認識し、吸収し、解釈し、それに心動かされて行動する」、その前半はPCの中で混沌としているとも言えるだろうが、やはり「解釈」としてのジレンマが浮かび上がる。文面で改めて読むと、第2節と第3節には、対立する主題がそれぞれ盛り込まれている。「私は本当に尊敬していました」vs.「もし、手術などの治療を選択していれば」、そして「えいちゃんには、同じ女性として、私も感謝の気持ちで一杯でした」vs.「あなたはえいちゃんを残して死ぬことが辛いのではないか」。そして第3節の終わりに、「治療をしていれば、もっと二人で幸せな時間を過ごせたのではないか」と書きながらも、野崎さんは間違いなく、治療をしていれば二人が出逢わなかったのだということもわかっていたはずだ。それにしても、山野さんの亡くなったあともご遺族の近くに暮らすえいちゃんのイメージが美しい。

　これはパラレルというよりも後日談である。追悼文である。まさにソンダースの「ある患者」を彷彿とさせる。女性看護師が年齢の近い女性患者を看取ったときに書くPCには、二人称の手紙形式が珍しくない。シスターフッドと呼んだらいいのだろうか。

「手」にたとえるなら、PCは見えなくなって動くもの、野崎さんが山野さんとの握手を望む、その寂しさが前面に出ている。

急性期病院の患者さんの奥さんの話

ソーシャルワーカーの粕谷さんのＰＣは、症例が書籍発表には不向きと考え割愛。肝細胞がんで亡くなられたＡさんの奥さんが、夫の没後１００日目に来院され、訪問診療、ホスピスともに幻滅した旨を語られた。予期悲嘆を考慮し、慎重に紹介先も選んだだけに、粕谷さんにとっても、それは青天の霹靂《へきれき》であり、ただただ傾聴することで、奥さんは怒りを胸に収められた。

朗読後のやりとり

どのような会話の中で奥さんが怒りを収められたのか興味があるというと、粕谷さんは、それをわざと抜いたとのこと。夫の友達の見舞いを制限してでも、もっと自分との時間を持てればよかったと言う妻に、粕谷さんは、夫は大勢の見舞いをどう思っていただろうか、友人を呼び寄せた意味はなんだったのだろう、死後に届いた友人たちのことばはどんなものだったのだろうかと問いかけていった。ただ、奥さんは自力で立ち直っていかれたのだから、そんなことは大事ではないと。主治医も、それはソーシャルワーカーの通常業務だから、やはり自分の戸惑いのほうを書いたんだと思う、と。
ここはこれで終了となったのだが、会の終わりに、奥さんが非難した訪問看護ステーションの方が発言した。そのステーションでは、奥さんはまったく逆のことを話されていたという。「だからこそ私たちもきっと粕谷さん以上に戸惑った」と。

解説

人が経験したこととそれについてことばで表現できることとの間のギャップについて、考えさせられる。一方、緩和ケアといえども単純に感謝か落胆かに二分されるわけでもないこと、そして人は愛憎相半ばする経験をしたときそのどちらが表現されるのかは予測し難いことを思う。それぞれの場所でそれぞれの経験が表現されたとしたら了解可能ではあるが、奥さんの経験と表現をつなぐ説明に、粕谷さんの問いかけがどう作用したのか、やはり私は気になるのである。「夫は大勢の見舞いをどう思っていただろうか？」「友人を呼び寄せた意味はなんだったのだろう？」「死後に届いた友人たちの言葉はどんなものだったのだろう？」という問いかけは、通常業務の傾聴とは異なり、明らかにナラティヴな質問であるから。

〈時間を共有する意味〉

理学療法士として、関西のとある地で在宅緩和ケア専門の訪問看護ステーションに勤務をしたことは、今日の私にとって、緩和ケア領域におけるリハビリテーションの基礎を築く特別な経験だった。その大切な日々の中で、リハビリの役割を考える機会をいただいた方々とのことを共有したい。

40代男性、手術と抗がん剤を実施したが9か月後にBest Supportive Careで在宅緩和ケアのため自宅退院となった方で、私が訪問看護ステーションに入職して2か月目にご縁をいただいた。主な症状は、呼吸困難感と腹部膨満感、腰痛、全身性浮腫で、「何もしないままの経過はつらいので、何かできることはないか」とのご本人の訴えにより、訪問診療開始10日後にリハビリ開始となった。

リハビリの初回訪問時には、ご本人ははっきりと「足腰の筋力の改善と、トイレ歩行、家族の介護負担軽減」をリハビリの目的に挙げられた。しかし、介入時より対麻痺症状が見られ、労作時の呼吸困難感も強くＡＤＬの改善が困難な状況であり、ご本人の希望と現実との差が大きかった。「ご本人の希望を否定してはならない。まずは受け入れ、そうなれるよう願いながらも、実際にできることを一緒に模索していこう……」そう心の中で自分に言い聞かせながらも、急激に病状が悪化していく中、起きてもらうこともままならず、「意味のある介入ができているのだろうか……」理学療法士である自分が訪問することの意味を自問することもたびたびだった。「リハビリしてもらっているうちに歩けるようになったらいいな……」ベッドの上で下肢の関節他動運動をしている際に、息苦しさの合間に途切れ途切れにそう話されることばに、返すことばがなく、眼を見て笑顔を作ることしかできない自分がいた。

　キーパーソンである母親は、心の支えである息子を失う恐怖と必死に戦いながら介護をされていた。「家族だから頼ってほしい」といつも傍らに付き添っておられ、日に日に心身の疲労が蓄積されていた。新調した真新しいスーツが壁にかけてあり、「新しく作ったのに、一度も着ないままね……。今着たらぶかぶかで合わないわね……」なんとも言えない表情でそうお話しされた。毎回、リハビリの様子を眺めながら息子さんのお話をしてくださった。愛情深い母親であることがひしひしと伝わってきて、その息子さんに対する悲痛な想いをただお聞きすることしかできなかった。もし自分ががんになったら、母にこのような思いをさせてしまうのかと、ふとそんなことが脳裏をよぎった。

病状が厳しくなり、ご本人と会話が難しくなった際、いよいよリハビリの役割はなくなってしまったかと思っていたら、担当看護師から今まで通り訪問するように言われた。母親から「リハビリのときは気持ちよさそうだったし、その後もよく眠れていたから、きっと本人も望んでいると思う」と話があったという。私は彼の希望を叶えることができない無力感に打ちひしがれていたが、いつもリハビリの様子を見ておられたご家族に必要と判断してもらえたことに、とても救われる思いだった。そして、担当看護師も「何かあればすぐに連絡をくれたらいいので、いつも通りリハビリに行ってほしい」と言ってくれたことが、自分の居場所を見失わずに済み、緩和ケアリハビリに携わる上で大きな心の支えになった。

緩和ケアにおけるリハビリテーションは、薬剤管理や医療処置などとは異なり、mustではないことも少なくない。そしてまた、標準化されたプロトコールもなく、どの時期、どのタイミングで、何をするためにどんな介入を行うのか、決まったガイドラインはない。緩和ケアにおけるリハビリの目的は、ご本人やご家族のNeedsであり、その目的自体も経過により変化するため、介入のたびにそのときのNeedsにいかに添えられるか、その柔軟な対応が求められる。また、Needsを話してもらえるような信頼関係の構築も不可欠で、医療者と患者ではなく、人と人として、私自身の人間力がいつも試されるように思う。

つらいときにこそ必要としてもらえる存在になる、緩和ケアにおけるリハビリ職の役割を、当事者やご家族と真摯に向き合いながら見つけていきたい。

（ホームケアクリニック札幌、理学療法士）細谷有希

朗読後のやりとり

私は、「治せないけれども何かがなされなければならない」という局面で、リハビリは緩和ケアの中核にあることが見事に描かれている点を指摘した。続いて、前野先生が「役割が見失われていく中で、お母さんの言葉やスタッフの言葉に励まされて、今はどのように立っておられるのでしょうか」と問いかけると、細谷さんは「無力感、喪失感、自己嫌悪に苛《さいな》まれていたけれど、時間の共有の大切さを知りました。共鳴する雰囲気の大切さですね。ここにいていいんだとか必要とされていることが救いでした。それでライフワークとして少しずつ自信を得ることができました」と答えた。そこで前野先生が「医者も治してなんぼだから同じです」と呟かれたのも印象的だった。

解説

このPCには、関西での経験が書かれており、パラレルであるのは、その前書きにもあるように、細谷さん自身の職業人としての出発点としての記述が明瞭に書かれているからであろう。当然、その背景にある時間は、彼女のキャリアと重なるわけだから長い。何百例もの症例を積み重ねるだけの時間が流れている。そう書きながら改めて気づくのは、タイトルにある〈時間〉というものの重層性である。それは、看取りの場面だけではなく、その背景に蓄積された時間、それも書かれているのだ。物語能力自体はミクロな視点で検討されるから、このようなマクロな視点で書かれたPCでは、幾分わかりにくいものではあろう。

〈無題〉

ある人は
何もいりません。家に帰れば食べられるから。とにかく早く家に戻してくださいと言い、
ある人は
なんでここに捨てられたかな。食べられるし、どうしてここにいるのか納得ができないと言い、

ある人は

入院は必要ありません。家の方が良いに決まっています。放っておいて。どこでもいいよ。思うところに放っておいてくれれば、そこで死ぬからと言いました。

家に戻れるように、いま、連絡していますよ！

と伝えれば、本当にありがとうございますと答え、

また具合が悪くなったら来てくださいよと伝えると、

あらぁ。是非宜しくお願いしますと答えてくれます。

だけど、その後もご飯は全然食べてくれないし、家に帰っても何もできないし、このまま帰れば、きっとまた戻ってくることは目に見えているのです。それでも帰りたいと言います。

　からだが楽になりたいとか、体調が元に戻りたいとか、そんなことは、まったく大きな問題ではない彼女たちに、僕たちができることってあるのかないのか。というか、そんな言い方もおかしな話で、僕たちに何かを求めてもいないような気がします。

規則と時間と、トイレもコールを押せないと、コールマットがひかれることになるし、結局誰かが関知できないと、受け入れてもらえないのが病院というか、コミュニティのように思います。

彼女たちは、自分のためなんだと言われても、自分のためなんてことすら、考えていくことは難しいと思ってしまいます。というのも、僕だって、あなたのためと言われたら、きっとかちんとくる。上から目線な言葉なんじゃないでしょうか。

> からだはいままでのように、動かないですよね。だから人の力を借りなくてはいけない。そのためには、ある程度の我慢は当然なんですよ。それ以上の思いはただのわがままです

というようなことを、この前、患者さんに言いました。僕は主治医。あなたと、あなたの病気と、そしてあなたのことで心配しながらも困っている家族の代弁者。そして何より、あなたに楽になって欲しいと思っているから……って思って、言葉が出ま

した。でもその言葉は、うーん……と思っていまして、どうしても引っかかってしまったままなのです。

お家に帰りたいと思う希望なんかは、本当に帰りたいという感情というよりは、ただ居場所がなくて不安なんだろうと感じます。

大丈夫と言われても、本人には全然大丈夫じゃないんだろうって思うのです。

わんちゃんですら、散歩は楽しくて、その後疲れているのに、外ではちょっとした物音とかにすぐ起きて、でも、自分の家に着いたら腹を出して、いびきをかいて寝ています。

わんちゃんも人も、みんな居場所を求めて落ち着きたいのに、それが当たり前になると、居場所のなかったときを忘れちゃいます。患者さんたちにとって、病院は居場所じゃないから、きっとそわそわしちゃいます。どこ行っていいかわからないから、何か変なことをしでかします。患者さんたちは、だから帰りたいんだと言っているだけなのに、僕たちは仕方ないと言い切ることしかできません。

帰りたいです。ここにいる必要はないんです

そう言われて、

わかります……でもねぇ

って、なっちゃいます。

どうしてもなっちゃうのです。あちらをたてれば、やっぱりこちらは立ちません。

そんじゃ改善策をと考えても、浮かびません。

きっと、僕たちにできることは、本当に限られています。

帰りたいですよね。ここじゃないですよね。お家がよいに決まっていますよね。

とか、教科書に書かれている、共感を示すためのオウム返しと、テクニックのみでは、やっぱりその人の気持ちは想像できません。

患者さんたちが、辛い苦しいその思いに対しては、怒られて、無視されても、それでもやっぱり、ここに来て良かったと思えるときが少しでもあるのであれば、それは一つの正解となるのでしょうか。

（緩和ケア内科医）武藤修一

朗読後のやりとり

当日のトリとなった武藤さんのPCを聞いて、私はまずこう言った。「ちょっと不思議なパラレルチャートですね」。そして「帰りたい、それができなければ意味がないと伝えてくる患者さんたちのことですかね？」と問うと、「帰りたいという言葉、それが本当に意味しているのは、病院が嫌というより家にいたいということなんだろうけど、複雑なことが入りすぎているような……」と答えられた。同じ病棟の看護師からはこんな発言があった。「多分先生はここに引っかかっているんだと思っていたんです、帰っても、のたれ死にするのは目に見えているわけで、ここにいたら皆が声かけてくれる。でも本人は幸せだと感じていない。解決策はないから落とし所を見つけなくちゃならない。そこに先生が葛藤しているのが目に見えているのが、すっごく面白かった。これは普段ナースがかかえ込むことですよ。それをドクターが悩んでくれているところが嬉しい。私たちは乗り切ってきたんで、先生も乗り切れると思いますよ。数をこなしているんで。ベテランになると熱い思いを残せなくなるっているのはありますけどね」。看護師から医師へのエールを誰もが微笑ましく聞いた。

後日、メールで送られてきた原稿データをプリントアウトしてみると、それが散文詩だったとわかる。このＰＣに書かれた症例が、執筆時まだ現在進行形のものであることと、記述が詩という形をとったことは偶然なのだろうか。さすがにカルテに詩は書けない。ＰＣである。これを読んで「雨ニモマケズ」を連想してしまうのは私だけだろうか。ドウイウモノニ　武藤サンハナリタイノダロウ。

一応ここで終了ということで、このような試みの感想を聞いてみた。看護部長は「場がすごくあたたかい感じがしました。掘り起こせばみんないろんな話を持っているでしょうし、自分だったらどんな話をするのかと考えました。皆で共有するのは大事ですね」と語られた。「この病院だから何年たっても思い出してもらえるのかな」という意見が出る一方、ナラティヴに語る機会が減っているという指摘もあった。そして、ＰＣは勉強するものではなく、書いてみるものだと確認された。最後に、実に印象的な意見が出た。

「どの方のお話を聞いていても思うのは、そう思ってもらえる患者さんや家族は幸せだということです」

V　パラレルチャートからクリエイティヴ・ライティングへ？

パラレルチャートという名称はもちろん「医療カルテ」medical chart と並行するという意味で名づけられている。いうならば「裏カルテ」だ。しかし、チャートには進路・活動などを計画するという意味もある。medical chart ならもちろん患者の治療計画だが、parallel chart なら医療者の人生も並行する。患者あっての医療者であることも思い合わせれば、なんと含蓄のある命名だろう。

ＮＭの最新の動向では、パラレルチャートよりもクリエイティヴ・ライティングが重視されているという（Charon, 2017）。創始者たちの考えであるから尊重すべきではあろうが、私たちユーザーは、もっとパラレルチャートをゆっくり味わってもいいのではないかと思う。なんといっても、パラレルチャートは症例報告の隣にあって馴染みのあるものだし、いきなりの創造というのは敷居が高い。

例えば、アーヴィン・ヤーロムという精神科医がいる。集団精神療法と実存精神療法の創始者であるが、一般的にはベストセラー作家として知られている。彼でさえ、症例報告から創作まで実にゆっくりとした歩みであった。彼は１９５０年代に精神科医となり、次第に症例報告をより文学的に記述することからはじめたが、偶然、ある患者と面接後の印象を互いに書き続けた“Every day get a little closer”が上梓されたのが、１９７４年である。症例のメモを膨らませて書き上げた短篇集『恋の死刑執行人』は１９８９年。そして、彼が実存精神療法の何たるかを（その多くは患者や心理療法家およびその学習者である）読者に理解してもらうために『ニーチェが泣くとき』を刊行したのが１９９２年である。最終的に、心理療法のジレンマそのものをテーマに書き上げられた最も小説的な作品である“Lying on the couch”が刊行されたのは、１９９６年。40年近い経過である（註3）。

教育は治療と違って、評価がしにくい実践であるから、じっくり取り組むことが必要ではないのだろうか。

註1…以下、パラレルチャートにおける登場人物の名前は、すべて仮名である。

註２…札幌南徳洲会病院では、工藤看護部長を中心とする聞き書き部がある。聞き書きの会では、小田豊二『「聞き書き」をはじめよう』（木星舎、２０１２）をテキストに、ＮＰＯ法人「とものむら　いとしい会」の森さんを講師として招いている。２０１９年度より始まった「大人の部活」である。

註３…ヤーロムは精神科レジデント時代、天才精神療法家ドン・Ｄ・ジャクソンからスーパーヴィジョンを受けている。「家族ホメオシターシスと患者変化」（１９６４）、『家族相互作用—ドン・Ｄ・ジャクソン臨床選集』（２０１５）所収。

参考文献

Andersen, T. (2007). Reflecting Talks May Have Many Versions: Here is Mine, International Journal of Psychotherapy, 11 (2), 27–44.（矢原隆行訳「第４章 リフレクティング・トークといってもいろいろ：これが僕のだ」矢原隆行編訳『トム・アンデルセン会話哲学の軌跡：リフレクティング・チームからリフレクティング・プロセスへ』金剛出版、近刊）

Charon, R. (2005) Narrative medicine: Attention, representation, affiliation. Narrative 13, no.3:261–70

Charon, R. (2006) Narrative Medicine: Honoring the stories of illness. Oxford University Press（斎藤清二他訳（2011）『ナラティブ・メディスン』医学書院）

Charon, R., et al. (2017) The Principle and Practice of Narrative medicine. Oxford University Press（斎藤清二他訳（2019）『ナラティブ・メディスンの原理と実践』北大路書房）

Saunders, C. (1965) Telling Patients. District Nursing. September: 149–154.「患者に言うこと」

White, M. (2016) Narrative Therapy Classics, Dulwich Centre Publications, Adelaide, South Australia, 2016（小森康永訳）（2018）『ナラティヴ・セラピー・クラシックス—脱構築とセラピー』金剛出版）

Yalom, I. (1998) The Yalom Reader. Basic Books.

あとがき

シシリー・ソンダースは、なぜ論文が訳されずトータルペインもおざなりに語られてきたのだろう？

緩和ケアは身体的ケアが主体だから古い薬物名の並んだ論文なんぞ読む価値なしとされたか、あるいは誰もが彼女の逸話や発言に酔いしれたのか。私は、それを厳しく指摘するつもりはない（専門用語を初出論文も読まずに口にするのは無作法だとは思うけれど）。むしろ、おかげで自分が翻訳作業を楽しめたことがありがたい。

人は「美しい誤解」と言う。前野宏先生は、私のことを実物の何十倍も高く買い、ご自分のとても大切なＮＰＯの講演会に使ってくださった。柏木哲夫先生に「買いかぶり症候群」とティーズ（からかう）されても気にするどころか、さらに磨きをかける。私はソンダースの論考をすべて読んだわけじゃなし、緩和ケア医でもないから、本当のところはよくわかっちゃいない。美しい誤解である。

理解には正しいものもあれば誤ったものもあり、美しいものもあれば醜いものもある。正しくて醜いものはいやだ。正誤については時が経てば自ずとわかることも多いから、美醜にさえ気を配ればよいのだと改めて教わった。

自分が柏木先生の双子の弟になったところを想像すると、ちょっと可笑しいけれど、本の世界では、そういうことになった。私なんぞの与太話と並べられる破格の企画に乗ってくださった、先生の寛容とユーモアの精神、そして前野先生、お二人の師弟愛に敬意を払いたい。

また、講演会前日に一日の仕事を終え、好奇心に後押しされて抄読会に参加してくださった札幌南徳洲会病院のスタッフのみなさん、ことにパラレルチャートを朗読し本書に実名での発表を許可してくださった４名の方に感謝したい。

最後に、本書の上梓について英断を下された春陽堂のみなさま、特に担当の永安浩美さんに「お疲れさま」と申し添えたい。書棚の漱石復刻本『門』と『彼岸過迄』の間を空けて、刷り上がりを待つことにしたい。

２０２０年５月　名古屋市鹿子殿にて

小森康永

本書のもとになった講演

NPO法人ホスピスのこころ研究所主催シリーズ講演会

「ホスピス緩和ケアの原点——ホスピスのこころ——を極める
柏木哲夫とシシリー・ソンダース」

第1回……寄りそうということ（柏木哲夫）
2019年1月12日　札幌エルプラザ

第2回……「私と共に目を覚ましていなさい」
シシリー・ソンダースの考える「寄りそう」（小森康永）
2019年4月20日　かでるホール

第3回……ケアする人に必要な人間力（柏木哲夫）
2019年6月29日　札幌エルプラザ

第4回……シシリー・ソンダースの考える「人間力」（小森康永）
2019年8月3日　札幌エルプラザ

第5回……ケアする人に必要な「ことば」（柏木哲夫）
2019年11月16日　ロイトン札幌

第6回……シシリー・ソンダースの考える「ことば」（小森康永）
2020年1月18日　ロイトン札幌

編集協力　未来工房
本文校正　川平いつ子

小森康永 こもり・やすなが

1985年、岐阜大学医学部卒業。同大学小児科に在籍。1995年、名古屋大学医学部精神科へ転入後、愛知県立城山病院に勤務。現在、愛知県がんセンター病院精神腫瘍科部長。著書に『緩和ケアと時間』(2010年)、『はじめよう！がんの家族教室』(2015年)、訳書『シシリー・ソンダース初期論文集：1958−1966』(2017年)など多数。

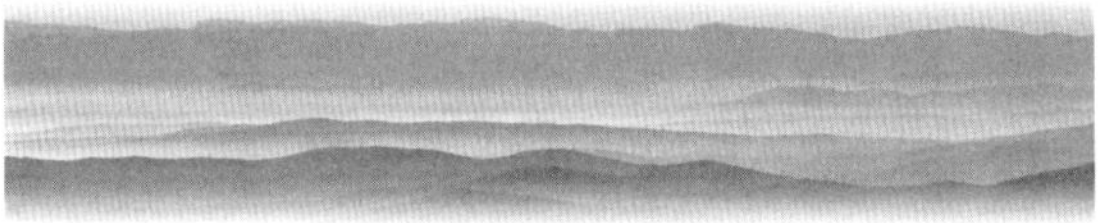

シシリー・ソンダースとホスピスのこころ

2020年6月30日　初版第1刷発行

著者　小森 康永

発行者　伊藤 良則

発行所　株式会社 春陽堂書店
〒104-0061
東京都中央区銀座3-10-9　KEC銀座ビル
電話 03-6264-0855(代)

編集協力　NPO法人 ホスピスのこころ研究所
理事長 前野宏

印刷・製本　小野高速印刷株式会社

ブックデザイン　桜井雄一郎＋佐野淳子(ロウバジェット)

ISBN978-4-394-90370-3　C0047